公立医院
高质量发展漫谈

现代医院管理一本通

郑卫平　张玲玲　编著

华南理工大学出版社
SOUTH CHINA UNIVERSITY OF TECHNOLOGY PRESS
·广州·

图书在版编目（CIP）数据

公立医院高质量发展漫谈：现代医院管理一本通 / 郑卫平，张玲玲编著 . — 广州：华南理工大学出版社，2024.7

ISBN 978-7-5623-7539-5

Ⅰ . ① 公⋯ Ⅱ . ① 郑⋯ ② 张⋯ Ⅲ . ① 医院 – 管理 –研究 – 中国 Ⅳ . ① R197.32

中国国家版本馆 CIP 数据核字（2023）第 249905 号

Gongli Yiyuan Gaozhiliang Fazhan Mantan : Xiandai Yiyuan Guanli Yibentong

公立医院高质量发展漫谈：现代医院管理一本通

郑卫平　张玲玲　编著

出 版 人：柯 宁

出版发行：华南理工大学出版社

（广州五山华南理工大学 17 号楼，邮编 510640）

http://hg.cb.scut.edu.cn E-mail: scutc13@scut.edu.cn

营销部电话：020-87113487　87111048（传真）

责任编辑：张晓婷　刘 锋

责任校对：王洪霞

印 刷 者：广州一龙印刷有限公司

开　　本：890mm×1240mm　1/32　**印张：**7.125　**字数：**178 千

版　　次：2024 年 7 月第 1 版　**印次：**2024 年 7 月第 1 次印刷

定　　价：58.00 元

前　言

　　党的二十大报告提出，"高质量发展是全面建设社会主义现代化国家的首要任务"。公立医院是我国医疗服务体系的主体。为促进公立医院高质量发展，2021年，国务院办公厅印发了《国务院办公厅关于推动公立医院高质量发展的意见》，指出力争通过5年努力，公立医院发展方式从规模扩张转向提质增效，运行模式从粗放管理转向精细化管理，资源配置从注重物质要素转向更加注重人才技术要素，为更好提供优质高效医疗卫生服务、防范化解重大疫情和突发公共卫生风险、建设健康中国提供有力支撑。

　　在高质量发展的时代大潮下，各级公立医疗机构都面临着"转换方式、调整结构、创新引领、提升效率"的四大战略转型。如何迎接和适应转型的需要，促进医院高质量发展，这是每一位医院管理者亟须面对的问题。而医院转型的基础和关键在于全体员工和医院骨干的素质和能力。

　　有鉴于此，本书作者自2022年10月起，结合国内医院管理标杆案例，将所思所想整理成文，陆续在"医明道"公众号上发布，得到了广大读者的点赞认可。至2023年5月，已推出58篇近10万字的文章。在华南理工大学出版社领导和专家的大力支持下，将这些文章整理成书，愚作即将得以公开出版。在此，对在编写过程中给予关心、支持和帮助的领导、同事和好友表示衷心的感谢。

由于作者水平和能力有限，书中难免存在疏漏和不妥之处，敬请读者雅正！

郑卫军　张岭岭

2024年5月20日

目　录

第 一 篇

新党建篇

　　加强新时代公立医院党的建设，引领公立医院高质量发展，就是要把党的理论路线方略与公立医院实际相结合，就是要与党的卫生工作方针、医改政策，特别是与公立医院改革相结合，把党的政治建设、思想建设、组织建设、作风建设放在医疗卫生服务的"实践载体"上，检验公立医院党建工作的成效。

坚持党建与管理一盘棋

《国务院办公厅关于推动公立医院高质量发展的意见》明确指出，推动公立医院高质量发展，一条主线是坚持和加强党对公立医院的全面领导，一个目标是建立健全现代医院管理制度，一个核心是有效实现"三个转变、三个提高"。高质量发展不是一蹴而就的，推动这一"首要任务"，需要付出长期艰苦的努力，需要党建工作与管理工作一盘棋，做到党的建设与现代医院管理制度建设紧密结合、同步规划、同步推进。

党建务求人"齐"，党建归根结底是做人的工作，通过党建可以统一思想、凝聚人心、汇聚智慧、聚集力量，进而有效发挥领导力、引领力、影响力作用，从而不断提升医院员工的凝聚力、执行力、战斗力。管理务求事"功"，对新时代公立医院来说，推进医院治理体系现代化是一条必由之路。党建与管理一盘棋，才能提高医院的综合实力和服务水平，最终实现医院高质量发展。

案例分享

四川大学华西医院（下文简称"华西医院"）坚持党建与管理一盘棋，聚力"三个推动"，即"以高质量党建推动高质量发展""以有组织的管理推进学科建设""以文化建设推进精细化管理"；落实落细医院"两加快一中心"，即加快华西医院一流学科建设、加快公立医院高质量发展和全力创建国家医学中心的工作总思路，加快推进世界一流医院建设。[1]

（一）以高质量党建推动高质量发展

华西医院党建工作以"抓党建就是抓发展，抓发展就是抓党建"为理念，以坚持和加强党对公立医院的全面领导为主线，以构建现代医院管理制度为目标，狠抓落实党委领导下的院长负责制，严格执行院长办公会、党政联席会议和党委常委会会议的议事决策机制和会议制度。医院严把议题提出、商定、提交、审定程序关，确保科学决策、民主决策、依法决策。[1]

（二）以有组织的管理推进学科建设

在推进学科建设过程中，华西医院在人才队伍打造、激励机制的优化及科研支撑系统的构建上均取得了显著成效。

加强创新人才队伍建设。医院切实加强干部队伍建设和基层党组织建设，把人才培养放在工作的中心地位。推出"六大人才工程"，即医学大师工程、杰出人才工程、英才培育工程、青苗孵化工程、优质生源工程、海纳人才工程，用具体措施孵化人才。

建设专职博士后队伍。打造以专职博士后为主体、从事基础研究任务的研究团队。加强专职博士后与校地企联合培养博士后的招生，在经费上予以博士后大力的支持保障，推进博士后院级专项研发经费全覆盖，提高博士后待遇，解除人才的后顾之忧。鼓励开展探索性、前沿性研究，催化标志性创新成果。

深化人才管理制度改革。医院将以医教研管为主体的全员细化为12个职级，构建分层分类管理体系，并且针对不同类别的人才制定不同的培养路径。创新建立职称院聘制度，完善人才分类评价机制，健全职工职业发展规划。

构建创新支撑体系。医院始终坚持以患者需求为导向，聚焦危害人民生命健康重大疾病的临床难点问题，持续开展临床技术创新、科技攻关，将创新成果转化为开创新局的动力，切实增强人民群众的获得感。医院实施有组织的科研策略，凝练大方向、构建大团队、争取大项目、用好大平台、孵化大成果。设立"135基金"，包括人才孵化基金、研究者发起的临床研究基金、成果转化基金、医疗新技术基金、前沿原创基金等。构建科研支撑平台，包括生物治疗国家重点实验室、2011协同创新计划、转化医学国家重大科技基础设施（四川）、国家老年疾病临床研究中心、疾病分子网络前沿科学中心、国家精准医学产业创新中心等。[1]华西医院有12个国家级科研平台和34个省部级平台，医院以此为基础，建立转化医学研究全链条的创新链。医院拨出专款设立专项基金，每年投入近5亿元支持创新器械、创新药物、创新诊疗方案的临床及转化研究。2018年，华西医院颁发《科技成果转移转化九条激励政策（试行）》，即著名的"华西转化九条"，旨在从制度上激励科技创新和转化，以激发科研工作者的转化内生动力。

（三）以文化建设推进精细化管理

医院提出"四有"建设理念，即"有温度的医疗、有成就感的教育、有价值的科研、有服务的管理"。在医疗制度方面，医院制定一系列细化政策，并在就医的各环节优化流程，提高服务质量。在教学方面，树立上课是荣耀、带习有资格的理念。在科研方面，将临床与发展放在首要位置，以解决瓶颈难题和医工结合为工作重点。在管理方面，机关职能处室以国家高质量发展指标体系为准绳，引导临床达标。同时，医院还进一步探索医院运营制度，通过设置科室行政主任、科室行政秘书、运营助理、运营秘书等，让管理工作向引导和服务转型，让患者有满意度，员工有获得感，为医院的持续健康发展提供坚实保障。

医院简介

四川大学华西医院（简称"华西医院"）始建于1892年，是国家三级甲等综合医院、中国西部疑难危急重症诊疗的国家级中心、中国著名的高等医学学府，也是中国一流的医学科学研究和技术创新的国家级基地，综合实力处于国内一流、国际先进行列。

资料来源：四川大学华西医院官方网站。

坚持党建与业务深度融合

面向国家"十四五"规划乃至更长远的未来，高质量发展都是公立医院的首要任务。坚持和加强党对公立医院的全面领导，是贯穿公立医院高质量发展全过程的一条主线。习近平总书记强调："要处理好党建和业务的关系，坚持党建工作和业务工作一起谋划、一起部署、一起落实、一起检查。"我们要坚持以系统思维推进党建和业务深度融合，实施"党建+业务"一体化部署、一体化谋划，力求同频共振、统筹推进。我们要围绕发展抓党建，抓好党建促发展，以高质量党建引领公立医院高质量发展，使党建和业务在深度融合中相互促进，形成"一股绳"合力。

一、建立一套完善的党建和业务融合发展机制

实现目标任务融合。由党（总）支部谋划重点任务，将业务工作任务难点、重点作为党建工作精准切入点，突出党建引领作用，实现目标上的融合。将党建融入中心工作，推进重点任务清单化，根据重点任务清单分解执行计划，明确"目标、任务、资源、时间"四大要素，形成党建工作融入的具体计划，让党建任务落实落地，最终实现中心工作与党建工作互融互促。

实现岗位责任融合。坚持"一岗双责",实现党(总)支部班子成员既抓分管范围内的党建工作也抓业务工作,做到两手抓、两手硬、两促进;在人事制度方面,力推党建与组织人事形成合力,党建工作和干部人事工作由同一名领导班子成员分管;在考评机制方面,由党建和业务联合评价,力求对党建和业务同总结、同述职、同考核、同评价;在干部选拔任用、评优评先等各项工作的把关方面,充分听取所在党(总)支部、党小组意见。最后,在组织、个人的各级评优评先工作中,党建工作实际成效与业务工作完成情况具有同等重要的地位。

二、建设一支熟悉业务、精通党务的复合型党务干部队伍

选优配强干部,强化能力素质。推动党建与业务融合发展离不开一支高素质的专业化党务干部队伍。依据"三定"规定,配强专职党务干部、激活兼职党务干部,注重把既热衷于党务工作又熟悉业务工作的优秀干部充实到党务干部中。将党务工作岗位视为培养锻炼干部的重要平台,严格执行将专兼职党务工作经历纳入干部履历的规定,并有计划地安排业务骨干、优秀年轻干部参与到党务工作中。推动专职党务干部与行政、业务干部之间的双向交流,促进党务干部懂业务、业务干部懂党务。[2]

实施"头雁计划",加大培训力度。党(总)支部书记原则上由本部门党员行政责任人担任,实现党建、业务"一肩挑"。一方面能更好地发挥党组织在医院管理中的政治核心作用,另一方面确保党(总)支部书记能够全面参与医院的管理和决策,能够更好地将党建工作和业务工

作融合起来，提高医院的管理水平和服务质量。按照高素质专业化要求，对党（总）支部书记、委员以及党小组组长加强培训力度，促进其党务能力和业务能力的双提升。力求将党务干部培养成政治上的明白人、党建工作的内行人、干部职工的贴心人。

三、确立检验医院党建与业务融合成效的六条标准

检验医院党建与业务融合成效是一个综合性的过程，需要从多个维度，通过多项指标进行评估。按照"把促进业务工作作为抓好医院党建的出发点，又把完成工作任务作为检验党建工作成效的重要依据"的原则，确定检验医院党建与业务融合成效的六条标准。①党中央决策部署是否落实；②医院及部门中心工作是否完成；③党组织功能是否增强；④党员干部素质是否提高；⑤员工干事创业精气神是否提升及是否满意；⑥患者对医院的满意度如何，以及医院是否获得良好的社会声誉和公益贡献。[2]

这六个标准，从党的建设、业务发展、党建与业务的融合、社会影响力等方面检验着党建与业务融合的成效，是医院不断提升党建与业务融合水平，实现高质量发展的重要参考依据。

如何全面提高"七种能力"

一、"问题是时代的声音"

一个时代有一个时代的问题，一代人有一代人的使命。进入新发展阶段，需要解决的问题会越来越多样、越来越复杂。习近平总书记在2020年秋季学期中央党校（国家行政学院）中青年干部培训班开班式上发表重要讲话，要求干部特别是年轻干部提高"七种能力"——政治能力、调查研究能力、科学决策能力、改革攻坚能力、应急处突能力、群众工作能力、抓落实能力，勇于直面问题，想干事、能干事、干成事，不断解决问题、破解难题。不仅如此，总书记在党的二十大报告中也再次明确要求领导干部要增强"三项本领"——推动高质量发展本领、服务群众本领、防范化解风险本领。

二、解决问题、破解难题，能力是关键

"七种能力"中政治能力管根本、辨方向，其他六种能力紧密连接，在解决实际问题的不同阶段，提供支撑和保障。如果把"七种能力"比喻成火车的各个系统，政治能力是方向导航系统；调查研究能力就是智能感知系统；科学决策能力是指挥调度系统；改革攻坚能力是能源动力系统；应急

处突能力是危机排除系统；群众工作能力是车厢服务系统；抓落实能力是行驶推进系统。由此可见，"七种能力"具有很强的逻辑性、整体性和系统性，体现了新时代党和国家对干部，尤其是青年干部素质的要求。

三、在学习工作实践中全面提高"七种能力"

高质量发展是全面建设社会主义现代化国家的首要任务，要落实好首要任务，迫切需要医院各级领导干部，特别是年轻干部在为人民谋健康的火热实践中锤炼"七种能力"，做新时代公立医院高质量发展的实践者和推动者。

医院各级领导要提高"七种能力"，而能力的提升需要学思践悟相结合。首先，思想上要固本培元，把握正确的政治方向，坚定拥护我国社会主义制度，对党绝对忠诚，做马克思主义的坚定信仰者和忠实实践者。其次，坚持在磨炼中学真知、悟真谛，用习近平新时代中国特色社会主义思想的世界观、方法论和贯穿其中的立场观点方法，去研究、解决医院党建工作中遇到的实际问题，坚持学思用贯通、知信行统一。最后，在履职尽责中体现责任担当。医院领导干部始终是党和人民的忠诚卫士，是人民生命健康的守护者。在新时代多元文化的视角下，面对大是大非旗帜鲜明，面对风浪考验无所畏惧，面对诱惑立场无比坚定，在复杂严峻的斗争中经风雨、见世面、壮筋骨，在实践中锻造成为烈火真金。

党员干部做高质量发展的实践者和推动者

新时代新征程，面对公立医院改革与发展的首要任务——实现高质量发展，医院各级领导、党员干部要牢记"三个务必"，持之以恒地自觉加强思想淬炼、政治历练、实践锻炼、专业训练，在学习工作实践中全面提高解决实际问题的"七种能力"，做高质量发展的实践者和推动者。

一、做公立医院公益性的坚定维护者

公立医院是政府举办的医疗机构，公益性和非营利性是其基本属性，这就要求公立医院的各级领导、党员干部必须深刻认识并理解公立医院的公益性质，把维护人民群众的健康权益作为首要任务。为实现这一任务，各级领导和党员干部应努力落实公立医院的功能定位，提升医疗质量，确保医疗安全，提高医院运营效率和内部管理水平，进而完善可持续发展机制，提高患者满意度。同时，通过公平配置医疗资源、均等化患者基本医疗服务和提高医院服务效率，实现保障人民健康的目标。不仅如此，还应加强医德医风建设，提高医疗服务水平，坚持多维度发力，以满足人民群众对美好生活的期待为己任，践行"健康中国"战略，推动健康中国建设。

二、做新发展体系的构建者

在大卫生、大健康理念的统领下，优化医疗服务体系，突出"三大重点"，构建"三大新体系"，努力实现从以治病为中心向以健康为中心的转变。即突出优质医疗资源扩容，建设医学高峰和高地，以带动医疗水平整体提高，实现医疗质量的全面提升；突出区域均衡布局，加强上下联动，整合协同功能，以实现医疗服务的公平可及；同时，突出底线思维，坚持平急结合，补齐重大疫情救治体系短板，实现安全发展。[3]破解我国医疗供给难题，实现分级诊疗目标，构建满足群众医疗健康需求的新体系。

三、做发展新趋势的引领者

加强临床专科建设，以满足重大疾病临床诊疗需求为导向，实施临床重点专科建设行动；以质量控制体系为依托，持续提高医疗服务同质化水平。依靠医学技术创新，围绕解决重大健康问题进行布局；进一步加强临床医学研究能力建设与评价体系建设；以成果转化为牵引，提升疾病防控能力。创新医疗服务模式，以患者为中心，推广多学科协作模式；推行日间手术，提升医疗服务能力；创新护理服务模式，提升患者满意度；创新药学服务模式，提升患者体验。加快信息化应用，建立医院高质量发展的综合支撑体系；推动人工智能与医疗产学研用深度融合；打造"三位一体"的智慧医院，推动医疗模式新变革。

四、做医院运营新效能的提升者

要加强公立医院运营管理，需要进一步完善经营管理制度。首先，要建立现代化新型人力资源管理制度，构建兼顾公益性与激励性的绩效考核体系，创建单病种精细化管理体系。

其次，要加强全面预算管理。把预算编制与年度计划紧密结合，保证预算的针对性；建立全面预算管理组织制度和流程并确保执行；加强预算执行管理，确保物尽其用。

再次，要完善内控制度管理。一是"建一支队伍"，组建由内部控制领导小组、审计、纪检监察等部门组成的内部控制工作组，建立由审计部门牵头、各重点部门兼职内控员组成的内控队伍；二是"树一套文化"，大力加强内部控制和合规文化建设，使内部控制工作覆盖经济活动、医院决策、经营管理、医疗服务、人才培养、医学研究等各个业务领域，做到始终如一。三是"建一系列流程"，梳理业务管理和经济管理的重要流程，确定主要风险、关键环节和关键控制点，制定有针对性的控制措施，持续改进内部控制缺陷。

最后，要完善绩效考核机制。以公立医院绩效考核为"擎"，推动"三个转变、三个提高"；以医院内部绩效考核为"舵"，加强对人才技术要素的正向激励；以医联体综合绩效考核为"翼"，带动优质医疗资源下沉。

五、做大质量管理新动力的激活者

医院大质量管理体系是以大质量理念为基础实施的全面、全程、全员的质量管理体系，有利于形成系统化的管理模式，该体系主要对组织结构、管理职责、工作流程、工作程序、培训教育、信息管理、质量评价等部分进行综合管理。通过建立多层级、多维度质量管理组织架构，制定全面质量评价标准，实现医疗质量持续改进；建立医疗风险管理体系，实现事后管理向预防控制转变；依托信息质控平台，实施医疗质量的系统实时监控等措施，培养医务人员的质量意识和责任意识。这些措施旨在提高医疗技术水平和服务质量，进一步强化医疗安全管理。

六、做医院新文化理念的建设者

要突出政治引领，坚持和加强党对公立医院文化的领导，需要秉承一切为了人民健康的新发展理念。充分发挥党支部在文化建设中的积极作用，选树先进典型，引领医院文化建设。要形成鲜明特色，在历史记录和叙事中凝练医院核心价值体系，在环境塑造和服务过程中彰显医院文化品牌，在医德建设中提升和展示医疗人文素养。

同时，要加强患者需求导向，坚持"人民至上、生命至上"理念，不断提高医疗服务质量和水平，努力构建和谐的医患关系。此外，还要关爱医务人员，充分肯定医务工作者在医疗卫生领域的卓越成就和重要贡献，改善医务人员工作环境，为医务人员创造良好的职业晋升通道，满足他们的尊重和自我实现需求。

七、做公立医院高质量发展的推动者

推动公立医院高质量发展，关键在于加强党委领导班子建设，发挥"关键少数"引领作用。要完善党建工作制度，加强标准化、规范化建设。同时，强化党建职能管理，加强党务职能部门建设。注重发挥党的组织力，加强党的组织体系建设。通过提升能力，加强党务工作干部队伍建设。提升政治素质，加强思想政治工作队伍建设。加强学科、亚专科核心组建设，发挥其功能作用。抓党支部党员履职，助推绩效考核工作。最终，通过发挥党建引领作用，促进医院和学科高质量发展。

架设"党建+医联体"连心桥

医联体是建设中国特色分级诊疗制度的有效载体。《国务院办公厅关于推动公立医院高质量发展的意见》提出要全面推进医联体建设，促进医疗资源上下贯通，提升基层服务能力，解决基层群众看病难、看病贵问题，增强人民群众的获得感、幸福感。

案例分享

广东省人民医院珠海医院（简称"省医珠海医院"）于2015年建成，2016年全面开始运营。近年来，省医珠海医院全面加强党的领导和党的建设，创新基层党建工作新路径，与省医本部党建工作实现"一体化"协同，成功架设"党建+医联体"连心桥。通过党建引领，医院不断推进高质量发展，为维护基层群众的健康提供有力保障。

（一）架设基层党组织建设之桥

制定并完善医院章程，把党的领导融入医院治理的各个环节。严格执行党委领导下的院长负责制。强化医院党委把方向、管大局、作决策、促改革、保落实的领导作用。坚持党支部应建尽建，确保党组织全面覆盖医院各科室。对党支部明责、赋能、授权，增强党支部在医院改革发展中的主心骨作用。建设一支党务业务"双精通"的复合型党务干部队伍，培养"头雁"队伍，促进党务和业务能力双提升。建立健全党支部激励机制。以"六个结合"为原则，即坚持政治建设与中心工作相结合、思想建设与医院文化建设相结合、理论学习与业务培训相结合、纪律作风建设与风险内控相结合、组织建设与人才培育相结合、组织生活与群团活动相结合，推进党建与业务的深度融合。

（二）架设医院文化建设之桥

对标省医本部党建样板工程，传承本部党建工作先进做法，将"白求恩学堂""粤医之声"等品牌活动延伸到省医珠海医院，并创建"叶雄志愿服务队"。"白求恩学堂"还特别策划了"做个好医生"系列访谈，定期邀请省医《生命河流摆渡人》一书中提及的专家代表开展专题讲座，旨在弘扬省医精神，加深职工文化认同。医院还与省医专家共同组建党团志愿服务队，积极参与防疫和义诊工作。在宣传方面，构建线上线下全媒体宣传矩阵，积极争取国家、省级及珠海本地权威媒体支持，打造"省医专家就在身边"这一宣传品牌。在医院自媒体平台上开设"学史力行、专科巡礼""我为群众办实事""疫情下的医疗"等系列专栏，打造"医席话"等健康科普专栏，旨在全面展示医院建设发展成果以及党建工作的丰硕成果。

（三）架设学科与人才建设之桥

建设重点专科，树立典型标杆。医院已成功通过省级基层版胸痛中心验收，心血管内科、急诊科更是成为珠海市"十四五"期间首批临床重点专科建设单位。自2016年底建科以来，麻醉科引入省医本部专家作为学科带头人，并配备"党性强、业务精"的年轻骨干作为支部书记、科室副主任，搭建了坚强有力的科室班子。医院以党支部建设为引领，推动学科与人才建设，在短短6年间打造出一支梯次分明的14人团队，仅心脏外科手术麻醉就开展了150余例。团队发表论著文章10余篇（其中1篇SCI影响因子达5.1），开展科研课题2项，获得实用性专利1项，并参与了1部腔镜微创手术相关著作的编写工作。

医院先后获得珠海市抗击新冠疫情先进集体、珠海市先进基层党组织、珠海市新冠病毒核酸采样检测先进集体等荣誉。急危重症医学部、药学科荣获珠海市青年文明号称号，重症监护室获评珠海市巾帼文明岗等。2022年6月，广东省深化医药卫生体制改革领导小组简报〔2022〕第17期（总第181期）以《广东省人民医院珠海医院以"四有"工程为抓手不断提升党建工作质量》为题，专题报道了省医珠海医院"党建+医联体"方面的实践经验。这些荣誉和报道充分展示了医院在党建工作与医疗业务融合方面的积极探索和显著成效。

医院简介

广东省人民医院珠海医院（简称"省医珠海医院"），是珠海市和金湾区重点民生工程和公立医院综合改革试点单位。医院按三级医院运行管理，以"强专科、大综合"作为发展定位，迅速补齐金湾及珠海西部医疗短板。

资料来源：广东省人民医院珠海医院官方网站。

谈心谈话，推进党建与业务深度融合

中共中央办公厅印发《关于加强公立医院党的建设工作的意见》，提出公立医院要"加强思想政治工作，不断创新思想政治工作内容、方法和载体"。开展谈心谈话是我党的优良传统和政治优势，是增加组织凝聚力、增强组织战斗力、提升组织执行力的重要方法。通过谈心谈话，可以及时了解医务人员的思想动态，有利于进一步促进团结、激发精神、凝聚力量，从而推动医院各项工作高质量发展。想要做好谈心谈话工作，必须要以诚待人、以信取人。"信任是开启心扉的钥匙"，有了信任，人们才有畅所欲言的动力、指出问题的锐气，以及深入批评的勇气，进而能够开诚布公、推心置腹地进行交流。

案例分享

复旦大学附属中山医院厦门医院（简称"复旦中山厦门医院"）是一家由厦门市政府举办、上海复旦大学附属中山医院全面托管的年轻医院，于2018年1月全面开诊。针对医联体医院特点，院党委把抓好思想政治工作作为党组织的重要任务，创新开展"谈心谈话+"模式，建立"三必谈"机制（即有意见分歧时必谈、重大事件必谈、情绪波动时必谈）。这一机制旨在破解上海与厦门两地职工文化差异、行政部门与临床科室协作不畅以及党建工作与业务工作深度融合等方面的问题。

（一）建立结对双向机制，互相排忧解难

院党委在沪厦党员之间、党员与群众之间建立谈心谈话结对双向机制。按照此机制，每位党员每季度需至少主动联系一次结对对象，遇有"三必谈"情形时要及时谈，要负责任、带感情地开展谈心谈话，为结对对象排忧解难，并及时将谈话中收集到的意见和建议反馈给党组织，推动医院党委有的放矢地把方向、作决策。在抗击新冠疫情期间，该结对双向机制发挥了良好作用，党员们同疫情一线的医护人员建立"一对一"结对机制，及时掌握形势，解决"后顾之忧"，极大地坚定了打赢疫情防控阻击战的信心和决心。

（二）设立"谈心谈话周"，构建沪厦党群同心圆

作为跨省紧密型医联体，沪厦两地的党员和职工在文化习惯等方面存在差异。此外，随着新医院从无到有的建设，每位职工都需要适应新的工作和生活环境。为增进沪厦党群职工间的情感联系，医院党委组织沪厦党员群众开展谈心会，互相谈初心使命、体会和困惑，有效拉近了沪厦党群职工的心理距离。在谈心会上，上海党员老专家们纷纷现身说法，分享他们丰富的工作经历和感悟，以此帮助年轻党员和职工群众在工作和生活中"少走弯路"，此举也让"复旦中山"文化在厦门得以更好地传承。此外，医院行政党支部

还将每月第三周设为"谈心谈话周",以推动谈心谈话活动的常态化进行。

（三）开辟"谈话角"，以问题为导向开展专业疏导

由具备医学心理专业背景和数十年行政一线管理工作经验的上海专家亲自坐镇，他们耐心倾听并解答来自不同工作岗位的党员和群众在工作、生活、人际交往等方面所遇到的"负能量"和困扰。专家团队以问题为导向，通过提供专业的心理咨询，帮助这些党员调整心态、缓解压力。同时，从人文关怀出发，专家们将关心、关爱和尊重融入谈心谈话全过程，用"共情金钥匙"帮助他们打开"心锁"。

这种"谈心谈话+"模式让谈心谈话更有温度，现已成为党员群众喜爱的党建活动形式，主动参与的党员群众人数日益增多。"谈心谈话+"模式促进沪厦党群"一家亲"，加深了沪厦党员、群众的文化融合，推动了医院"创新、关爱——家门口的上海医院"品牌的建设。此外，"谈心谈话+"模式也为党务行政管理干部深入临床一线调研提供了有效的平台，有力推动了党建与业务深度融合。

医院简介

复旦大学附属中山医院厦门医院（简称"复旦中山厦门医院"），是复旦大学和厦门市合作建设的重大民生项目，是由复旦大学附属中山医院（简称"复旦中山医院"）按同质化模式全面运营管理的现代化综合性三级医院，是首批国家区域医疗中心单位。以"大专科、小综合"为发展特色，依托上海总部复旦中山医院18个国家级重点专科，以心脏、血管、肝、肺、肾和胃肠疾病诊疗为特色，与厦门市现有医疗机构错位发展。

资料来源：复旦大学附属中山医院厦门医院官方网站。

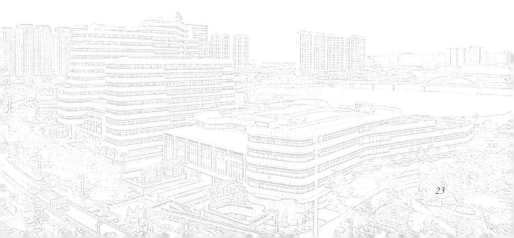

"一室一堂一坛"助力人文医院建设

夯实党建基础建设是组织建设的关键，创新党建工作是党组织永葆生机的力量源泉。坚持党建创新，以基层党建平台再造为基础，不断丰富基层党建的组织形式，以多样化的党建形式激活党的桥梁纽带作用。通过党建引领、人文助力、文化建院，实现党建和业务工作深度融合，建设有温度有高度的人文医院。

案例分享

广东省人民医院（下文简称"省医"）党委创新性提出"固本强医"党建品牌战略，打造"一室一堂一坛"，即党建研究室、白求恩学堂、全国医院党建与人文论坛，把医院党建和人文建设有机融合，把医者"人民至上、生命至上"的价值理念与"敬佑生命、救死扶伤、甘于奉献、大爱无疆"的精神相结合，始终践行省医"大医厚德，精博至善"的院训。

（一）成立广东省首家公立医院党建研究室

2018年7月18日，广东省人民医院党建研究室成立，标志着广东省首家公立医院党建研究室的诞生。在研究室成立之际，医院还举办了一场党建研讨会。问题既是时代的声音，也是创新的起点和动力源泉。省医积极肩负起了推动广东省加强公立医院党的建设的重任，成为该领域的先行者和引领者。

成立党建研究专家委员会、党建课题立项……自党建研究室成立以来，医院党建工作就务实功、出实招、求实效，每位院党委常委都亲自牵头负责一项党建课题研究，旨在全面推进党的政治建设、思想建设、组织建设、作风建设、纪律建设，并将制度建设贯穿其中。医院通过深入研究，力求清晰透彻地分析党建工作中存在的矛盾和问题，进而形成推动医院党建发展的智慧方案和实施路径。

2019年10月，南方党建智库基层党建广东省人民医院研究基地成立。省医以建立党建研究基地为契机，充分利用南方党建智库的平台，充分整合资源，邀请权威党建专家深入省医，为基层党建工作提供智慧建议，并合作开展党建课题研究，努力推出具有全国影响力的广东基层党建传播、研究与案例，并积极梳理总结具有"行业特点、省医特色"的公立医院党建新模式。从2018年到2023年，省医党务干部共开展党建课题研究131项，鼓励党支部书记"像抓学科建设一样抓党建"。省医的"党建引领公立医院全方位改革发展"案例，在首届"守初心担使命"全国党刊基层党建创新案例暨首届广东基层党建创新案例交流会上，荣获广东省基层党建最佳创新案例奖。

（二）创设白求恩学堂

文化建设是推进医院发展的动力之一，也是医院实现高质量发展的精神源泉。2015年4月30日，省医开设白求恩学堂，将白求恩精神融入医院文化建设之中，并开展了富有成效的医院文化建设活动。这些活动不断塑造"人文省医、科技省医、和谐省医"的医院文化品牌，有效增强了医院的发展活力，成为医院可持续发展的重要保障。

白求恩学堂的特色在于不讲科学技术，专讲人文知识。讲堂上，邀请了知名作家讲授"如何打开幸福的开关"，军事达人讲天下大势，谈判专家讲人际交往、沟通技巧，五星级酒店高管讲服务意识，还有党史专家深入解读《觉醒年代》等内容。最火爆的时候，热情的医护人员早早就占满了讲堂的200多个座位，甚至不得不增设椅子以满足需求。那些实在找不到椅子的人，也愿意站着听讲，足见其受欢迎程度。

白求恩学堂致力于让医生从越来越细分的专业领域中抬头，领悟更广阔的人生百态。学堂的定位高远，致力于系统培养医院中层干部、党务干部、医护人员及各类员工，培育"有情怀、有技术、有温度"的专业技术人员，努力将学堂打造成为全国医学人文教育示范基地。在白求恩学堂里，有"医患叙事会""临床科室流动白求恩学堂"，让医务人员在流动的学堂中开展沉浸式学习。学堂还经常举办演讲会、辩论赛，让医务人员更加自信更加明智，以达到提升医务人员素养、塑造医院形象、促进医患和谐和人文关怀的目的，最终惠及患者。

截至2024年2月，广东省人民医院白求恩学堂已成功举办活动246期，且活动的影响力还延伸至医联体医院、帮扶医院，其做法和经验在业界得到了广泛的认可和肯定。2019年12月，省医获邀在传承白求恩精神研讨会暨白求恩精神研究会第一届理事会第六次会议上，分享白求恩学堂办学经验，并被授予"弘扬白求恩精神先进单位"荣誉称号。

（三）创办全国医院党建与人文论坛

2018年12月，首届医院党建与人文建设广州论坛以"党建引领，人文助力"为主题，邀请国家、广东省卫生健康委员会的分管领导以及相关领域的专家分享在加强公立医院党的建设和推动人文医院发展方面的政策与实践经验。2019年和2020年举办医院党建50人论坛，分别就加强党建工作执行力、推进党建工作重心下移、探索基层党组织干部参与科室民主管理等议题展开了深入的讨论交流。

全国医院党建与人文论坛为医院党建与人文关怀搭建了交流的平台。论坛强调党建引领人文医院建设，并将人文关怀与党建工作深度融合。通过人文医疗、人文管理、人文精神等多维度发力，论坛旨在助力打造有高度、有厚度、有温度的现代化医院。

医院简介

　　广东省人民医院（广东省医学科学院），简称"省医"，创建于1946年，其前身为广州中央医院，是一家集医教研于一体的大型现代化三级甲等综合性医院，在国内外享有盛誉。在2019年国家三级公立医院绩效考核中，获评最高等级A++，位列全国第10；2020年在国家公立医院绩效考核总分891.8分，全国排名第15名，位列A+级别。荣获2022医疗机构最佳雇主"公立医院10强"和2022最佳雇主医疗机构"最受大学生欢迎10强"荣誉称号。

　　资料来源：广东省人民医院官方网站。

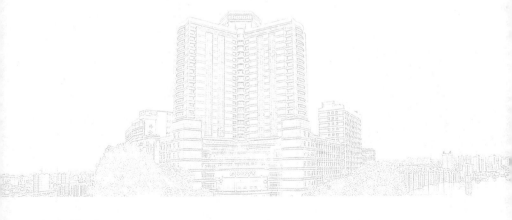

向优秀民企学党业融合

公立医院高质量党建引领高质量发展的核心要义，就是不断完善"党业融合"发展机制。"党业融合"是指党组织围绕中心、服务大局，主动推进的党建工作与业务工作的有机结合、融会贯通、相互促进。这种融合，是在包括党建工作与生产经营、管理工作、日常工作有机结合的基础上，实现目标、观念、机制、管理、载体、考评、组织等七个方面的深度融合。"党业融合"不只是创先争优、支部共建等工作点上的简单结合，而应当是党组织与行政、业务组织在功能定位、组织体系、业务逻辑等领域系统性的融合。

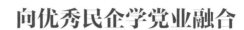

案例分享

浙江优秀民营企业传化集团，坚守"责任"与"实业"的发展主题，成功地从家庭作坊蜕变成千亿级现代产业集团。1995年，传化集团建立党支部。1998年，建立浙江省首家民营企业党委。多年来，集团坚持党建引领，构建和谐劳动关系，通过"六融合一"模式，促进决策融合、经营融合、擢才融合、暖心融合、文化融合、使命融合，最终建立高效协调的"党业融合"治理模式。2010年，习近平总书记就传化集团构建和谐劳动关系的成果和经验作出重要批示；2021年3月，总书记再次对传化集团的工作作出重要批示。同期，央视《新闻联播》以"传化集团以高质量党建引领高质量发展"为题，对传化集团的成果进行了深度报道。

（一）高质量党建引领凝心赋能

为破解党组织发挥实质作用"长效之制"难题，传化集团创新性地在现代企业治理架构中有效嵌入党的组织，探索出"党业融合"的治理模式。集团推行党建入章，在章程中明确党委在公司治理结构中的地位。打通组织架构，实现党群办与集团办合署办公，并安排相关负责人兼任职务；同时由企业二级党组织负责人兼任下属部门或子公司负责人，确保管理层中党员占比超三成。优化决策机制，实现党组织班子与企业经营管理层"双向进入、交叉任职"，集团党委书记进董事会，确保重大决策能够征求党组织意见。在基层车间建立"四联小组"，实现党小组、工会小组、团小组与经营班组同心同声、生产联动。

为进一步推动党建工作，集团创设八项党建特色制度，通过设立示范岗责任区、党员亮身份等形式发挥党员的先锋模范作用和引领示范作用，通过党员民主听证、过政治生日等形式增强党员的归属感、使命感、责任感，引导广大党员平常时候看得出来，关键时刻站得出来，危难关头豁得出来，充分激发其内在潜能。并让党员骨干勇当技术攻关的排头兵、主力军，担任项目牵头人、责任人，为企业的技术创新和发展贡献力量。

（二）高质量党建引领铸魂育人

传化集团坚持用党的历史和优良传统教育人、引导人，用集团创始人徐传化提出的"四千"精神激励人，打造"红色引擎"助推企业发展新质生产力，实现高质量发展。主题党日、三会一课、党群培训班等都是企业红色教育的有效抓手和重要载体，红色微党课、红色故事分享、抗疫事迹报告等教育活动丰富多彩。集团还将红色教育与业务相结合，开展"建强支部核心、服务经营中心"大讨论，打造"组织进车间、作用在一线"的氛围，每年宣讲百名先进职工的"传化好故事"，拓展了红色教育的宽度和深度。

在人才培养方面，传化集团充分发挥党组织在选人用人留人上的作用，深入实施"指导人计划""栋梁计划""青春合伙人"等人才培养工程。依托"岗位练兵、多岗历练、项目担当、党群锻炼"四个赛道，累计为企业培养青年人才1665名。自2010年以来，传化集团累计投入20亿元用于改善员工环境，建立企业大学，推出股权分享计划等长期激励机制，目前员工持股比例为9%。集团还打通了双向流通渠道，已有600余名青年职工经党群工作历练，成功走上经济管理重要岗位。[4]

（三）高质量党建引领，打通服务职工群众"最后一公里"

传化集团坚持"员工关怀无小事"，深入实施"一访三问"党群分片联系制度，旨在深入车间班组解决员工实际问题。近些年，集团累计走访员工3200余人次，帮助解决实际问题1100余件，协助解决了90余名外地职工子女入学问题。同时，集团开设"职工困难帮扶基金"，10年来累计帮助困难职工500余人，帮扶金额达200多万元。此外，集团还建立"幸福员工心理工作室"，致力于关注员工心理健康。疫情期间，集团党委与管理层达成共识，坚持基层员工不减薪、不裁员，并指导下属机构按照国家政策保障薪酬待遇。为了更好地倾听员工心声，在公司内网专设平台，确保问题反馈和解决率达100%。[4]

传化集团始终把服务群众、服务社会作为企业发展的使命和责任担当，积极支持和参与国家脱贫攻坚活动。为了让贫困地区的群众看得起病、看得好病，集团主要领导多次带队深入贫困村落调研群众医疗需求，发起了"健康扶贫行动"，通过"建室、助医、扶医"等方式支援医疗扶贫。在这一活动中，集团组织党员职工分批奔赴扶贫一线，谱写了一首首"传化扶贫"赞歌。2020年10月，传化集团荣获全国脱贫攻坚奖创新奖，这充分彰显了集团在社会责任担当方面的积极作为，更是对集团在脱贫攻坚工作中作出的贡献的肯定。

传化集团简介

　　传化集团是一家多元化、多品牌、全球化的实业集团，横跨一二三产业，布局传化化学、新安化工、传化物流、传化农业、传化科技城等业务。下属传化智联和新安股份两家上市公司，员工共计15000余人，产品服务覆盖130多个国家和地区。名列中国民营企业500强第53位，中国企业500强第181位。

　　资料来源：传化集团官方网站。

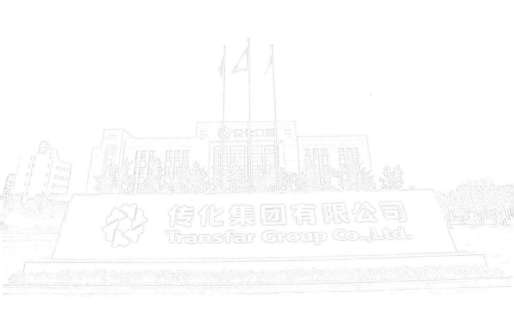

第 二 篇

新体系篇

　　公立医院高质量发展新体系的目标是在大医学、大卫生、大健康理念的指引下，进一步发挥公立医院主力军作用，适应社会经济发展水平，与人民群众需求相匹配，优化医疗服务体系。构建国家医学高峰、省级医疗高地、城市医疗集团、县域医共体组成的新型医疗服务体系，扩大优质资源供给，优化资源配置，明确功能定位，加强分工协作，推进系统集成，提高医疗卫生服务质量和整体绩效，实现分级诊疗和有序就医。

践行大医学、大卫生、大健康理念

党的二十大报告提出新时代"全面推进健康中国建设"，公立医院切实担负起主体责任，树立大医学、大卫生、大健康理念，从"以治病为中心"转向"以人民健康为中心"，推动高质量发展，为健康中国战略保驾护航。

新冠疫情肆虐全球三年，让我们深切感受到健康的弥足珍贵。习近平总书记多次强调要"始终把人民群众生命安全和身体健康放在第一位"，而这需要强大的医学卫生健康事业来保障。全国政协常委、中国医学科学院院长、北京协和医学院校长王辰院士指出，践行大医学、大卫生、大健康理念，关乎医学卫生健康事业的科学发展，它响应了"生命至上""科技创新要面向人民生命健康""人才培育要面向生命健康""携手共建人类卫生健康共同体"等价值观。

一、医学、卫生和健康内容有机相连，属性各不同

医学是为了恢复、维护、增强人类健康而形成的一套知识、技术和学术体系；卫生是医学的社会转化，是主要遵循医学原理而产生的行动；健康则是医学和卫生追求的结果，是良好的民生状态。[5] 由此可见，医学更偏重于知识和技术，卫生更偏重于行动和实践，而健康则更偏重于

结果和状态。践行大医学、大卫生、大健康，不应仅是理念的更新，更应是破解当前诸多难题的关键所在。

二、大医学、大卫生、大健康的含义

"大医学"包括五方面的含义：一是"博大"，"医学是多学、人学、至学"。王辰院士指出，医学是以自然科学和技术、社会科学和方法、人文科学和文化为基础发展而来的。二是"全面"，医学旨在从健康促进、预防、诊断、控制、治疗、康复六个方面全方位地照护人的健康。三是"全程"，医学不只照护人当下的健康状况，更要照护人的全生命周期。四是"长远"，医学不仅致力于维护当代人的健康，还需顾及子孙后代的健康。五是"全体"，医学的目标不仅在于照护个体的健康，更要照护群体乃至人类及与人密切相关的众生与生态的健康。[5]这五个方面的含义共同构成了大医学的主要内容，涵盖了对人的身体、精神和社会适应的全方位照护。

"大卫生"的核心理念是以人为本，全方位、全周期地保障和促进人的健康，其主要含义如下：一是"全面"，即不仅局限于防控，而是集"促防诊控治康"六位于一体，全面展开行动，从人的生命周期各个阶段以及生活中的各个方面来综合考虑和关注健康问题。二是"全员"，大卫生理念强调人人享有卫生保健、人人参与卫生保健，要求社会各方面都融入这一理念。正所谓"健康入万学万策万行，万学万策万行务健康"。三是"全球"，即卫生的视野和行动必须超越局部，上升到国家和全球层面，构建全球卫生健康共同体。

"大健康"是根据时代发展、社会需求与疾病谱的改变而提出的一种全局的理念。它围绕着人的衣食住行、生老病死，深入关注各类影响健康的危险因素和误区，提倡自我健康管理，它是在"对生命全过程全面呵护"的理念指导下形成的。它追求的不仅是个体身体层面的健康，还包含精神、心理、社会、环境、道德等多个维度的完全健康。它提倡的不仅有科学的健康生活，还包括正确的健康消费等。大健康的范畴广泛，既涉及各类与健康相关的信息、产品和服务，也涉及各类组织为了满足社会的健康需求所采取的行动。[6]

三、强化医疗机构公共卫生责任

新冠疫情是近百年来人类面临的最严重的公共卫生危机之一，它对世界人民的身体健康和生命安全构成严重威胁。在这场抗疫战斗中，我国广大医务工作者坚守"人民至上、生命至上"的原则，义无反顾冲到疫情防控最前线，为人民群众筑起了一道坚不可摧的生命健康防线。同时，这场疫情也暴露出我国公共卫生治理体系的不足。以"大医学、大卫生、大健康"的理念为指导，建立公共卫生体系的医疗服务体系与协同机制，已经成为新时代国家发展的重大战略需求。

为了响应这一需求，各省市陆续出台文件，强化医疗机构公共卫生责任。文件要求各级各类医疗机构成立由主要负责人任组长的医院公共卫生工作领导小组，将公共卫生工作列入医院重要业务工作，并作为医疗机构内部绩效考核的重要内容，二级及以上综合医疗机构、中医医院、专科医院和乡镇卫生院、社区卫生服务中心需设置独立的公共卫生科。[7]《公立医院高质量发展促进行动（2021—2025年）》把建设高质量人才队伍作为四个重点建设行动之一，提出要加强对公共卫生与临床医学复合型人才的培养，支撑公立医院实现医卫结合、医防融合，努力全方位全周期保障人民健康。

建立优质高效整合型医疗服务体系

世界卫生组织将整合型医疗卫生服务定义为：通过卫生体系不同层级机构间的协作，根据人们在不同生命阶段的需要，提供的健康促进、疾病预防、诊断、治疗、疾病管理、康复和姑息治疗等连续性服务。[8]建立优质高效整合型医疗卫生服务体系，是解决人民群众日益增长的医疗卫生服务需求与供给之间不充分、不平衡问题的关键举措，也由此成为健康中国战略的重要部署，以及卫生健康事业高质量发展的必然要求。其目标内涵在于，在"大医学、大卫生、大健康"理念指导下，发挥公立医院主力军作用，整合各级各类医疗服务，扩大优质资源供给，优化资源配置，明确功能定位，强化分工协作，促进体系整合，以提升医疗卫生服务质量和整体绩效，最终实现分级诊疗、有序就医。

案例分享

肺癌是严重危害我国居民生命健康的第一大恶性肿瘤。我国肺癌患者死亡率和发病率高的主要原因，在于对肺癌的早期诊断和治疗的忽视，以及对肺癌的规范治疗的不足。虽然肺癌的治疗已经取得了显著的进展，但广大基层医疗卫生机构和一些临床医生并没有及时、充分地认识到这一点。可贵的是，四川大学华西临床医学院院长李为民教授深刻地认识到了构建以患者需求为核心，有效协调各级医疗资源，覆盖诊疗和康复保障全过程的肺癌专病医联体的重要性。

在李为民教授的推动下，四川大学华西医院（下文简称"华西医院"）于2019年在学科联盟基础上启动肺结节/肺癌专病医联体建设。相比于学科联盟，专病医联体的合作更为紧密，从源头上让区域内专病医疗服务能力得到持续提升。专病医联体通过实现"三个统一"，即统一专病转诊标准、统一专病诊疗路径、统一专病连续医疗，实现区域专病患者诊治同质化、全程化、协同化；通过"紧密"和"共赢"的上下级医院合作模式，有效下沉优势医疗资源，促进基层医疗机构诊疗能力建设。肺结节/肺癌专病医联体的建立，还为破解早期肺癌漏诊"瓶颈"、提升诊断率、攻克我国肺癌筛查的难点提供了有效通道。华西医院以5G信息平台及影像云技术为支撑，构建了华西—县医院—社区的三级协同体系，由华西医院专家为县医院和社区医生的诊断及治疗方案的制定提供技术上的指导和支持。近年来，华西医院创新性地利用移动车载CT在四川绵竹、成都龙泉驿区和郫都区、甘孜等地对31 500多人进行了筛查，成功筛查出200多例早期肺癌患者，有力地推动了四川地区肺癌早期规范化筛查工作。[9]

一院多区实现优质医疗资源扩容

在"健康中国"战略的视域下，医疗服务领域供给侧结构性改革不断深入，通过组建分院实现优质医疗资源扩容下沉，已成为新形势下高水平医院推进高质量发展的重要手段。《国务院办公厅关于推动公立医院高质量发展的意见》明确指出，按照网格化布局管理，组建由三级公立医院或代表辖区医疗水平的医院为主导，多家医院、基层医疗卫生机构、公共卫生机构为成员的紧密型城市医疗集团，统筹负责网格内居民预防、治疗、康复、健康促进等一体化、连续性医疗服务。

案例分享

华中科技大学同济医学院附属同济医院（下文简称"同济医院"）以"一体化管理、同品质医疗"的管理模式推进多院区发展，实现"平时"扩容优质医疗资源和"战时"应对突发公共卫生事件功能的高效转换，为建设"平急结合"的公共卫生体系、防范卫生健康领域重大风险探索了有效路径。在对光谷院区、中法新城院区、汉口院区三个分院区的管理过程中，医院以"一体化管理、同质化水平、特色化发展"为管理理念，通过运用一套管理体系、信息系统、集团专网和数据中心的综合性管理手段，最终实现了三个院区管理、业务财务、后勤服务和药学支持等方面一体化运作目标。

（一）建立"垂直化+扁平化"架构体系实现三院一体

医疗管理方面实行"垂直化 + 扁平化"质量管理组织架构。一般情况下，医务处、护理部、门诊办公室是一家医院（院区）机构设置的"标配"，同济医院却打破这一常规，机构设置上在光谷院区和中法新城院区将这几个部门整合成医疗办公室，负责日常医疗管理工作，尽可能减少中间管理层级，为高质量发展提效增速。在管理机制上，三个院区采取统一的质量管理标准，医疗工作例会、定期质量简报等机制在三个院区均得到有效实施，有效地保证了医疗质量；在考核机制上，三个院区同步质控监督、同步考核核心制度落实情况、用同样的标准将考核结果与绩效挂钩，以确保医疗质量持续提升。

（二）实施"统一化"管理实现三院区同步

虽然三个院区地点不同，但是医院都按照"统一化"的标准来管理。在人员管理上，汉口院区负责统一进行所有医务人员的招聘和培训。人员在各院区定期轮岗，实行科主任常驻新院区工作机制，要求所有二、三级教授每周至少在光谷院区或中法新城院区出一次门诊。在院区运营上，三个院区的大型医疗设备采取联合招标，统一采购的方式。还统一制定了服务质量标准和制度，并成立了运营管理组和后勤管理组，负责服务质量和效果督查。在文化建设上，实行文化谱系一体化、外观设计一体化。院区建筑设计秉持同一理念，风格一脉相承。各院区病房及公共区域使用同一套形象识别系统，以强化医院品牌的辨识度。

（三）创立"同济云"，实现信息共享

信息支撑方面，三个院区采用"同济云"系统，即使用同一套集团专网、同一套信息系统、同一套数据中心、同一个医疗业务中心、同一个患者服务中心。这一系统支持跨院区就诊、医保结算、阅片及病历信息共享，同时，三个院区还使用统一的OA办公平台以保证院区间信息沟通顺畅。

同济医院"一体化管理"确保了医务人员水平同质化、医疗流程同质化、患者接受的服务同质化，从而使优质医疗资源服务半径不断扩大。如今，光谷院区日均门诊服务量和日均在院人数，相较开院初期，分别实现了200%和109%的增长，日均手术量为开院初期的4.3倍。中法新城院区日均门诊量和日均在院人数，相较开院初期实现了64%和65%的增长，日均手术量为开院初期的2.2倍。

2021年，对21个科室医疗质量数据进行横向比较发现，三个院区之间的CMI值（病例组合指数）、时间消耗指数、费用消耗指数、治愈率、好转率、病亡率等主要质量指标无统计学差异。这充分说明，同一专科在各个院区已实现为患者提供同品质医疗服务的目标。[10]

医院简介

华中科技大学同济医学院附属同济医院（简称"同济医院"）是世界卫生组织康复培训中心、国家重大公共卫生事件医学中心、辅导类国家医学中心创建单位、国家妇产疾病临床医学研究中心、委省共建国家区域医疗中心建设输出单位；是委省共建国家高质量发展试点医院、建立健全现代医院管理制度试点医院。

资料来源：华中科技大学同济医学院附属同济医院官方网站。

12

DIP-MDT协同推进"三医联动"

　　党的二十大报告强调,"深化医药卫生体制改革,促进医保、医疗、医药协同发展和治理"。我们看到,医保与医疗的排序做了调换,凸显高质量发展背景下医保在"三医联动"协同治理过程中的核心作用。"三医联动"指医保、医疗与医药改革联动。这三者以治病救人为共同目标进行合作,并在合作过程中就各方不同的利益诉求进行博弈,以实现整体目标最大化的目标。其中,医保是杠杆和基础;医疗是核心,若缺乏医疗服务的提供,患者就医行为便无从谈起,医保费用的补偿更是无从实现;医药是手段,是用以辅助医疗服务的产品和工具,对医疗服务的质量和成本产生着深远的影响。[11]

　　"三医联动"三方相互协调、相互促进,其中医保是整个"三医联动"的纽带,为"三医"提供了资金来源,并作为桥梁连接起医疗、医药和参保人。近年来,为提高医院医保管理效能,打破医院部门之间的壁垒,越来越多的医院开始将临床MDT(多学科诊疗)模式引入医保管理领域,构建医保MDT管理机制,协同推进"三医联动"。

案例分享

广东省人民医院（下文简称"省医"）构建了以医保管理委员会—医保处—临床科室为递进的三级医保管理体系，以此推动医保改革，形成全院一盘棋。成立按病种分值付费（DIP）领导小组，由分管院领导担任组长，建立起DIP-MDT管理团队，以统筹医保、医疗、病案、信息、财务等多个行政职能部门的联合管理工作。在此过程中，省医充分发挥广东省医疗保险医药服务质量评价中心的挂靠单位的资源优势，统筹推进医院"三医"协同治理，为提升医疗服务质量和管理效率做出了积极贡献。

（一）保障医疗运行平稳

医院对近些年近40万出院患者的数据进行病种分值和费率测算，并据此建立了院内分值库。该库将费用控制、监测落实到各个科室和医师，利用大数据支撑下的PDCA等管理工具，医院不断调整和优化医保管理策略。此外，医院还编制宣传手册，及时开展全院共性培训及各科个性化培训，以确保医保改革相关政策和措施的顺利推进和有效执行。[12]

（二）建立智能医保管理信息系统

医院充分利用人工智能，建立按病种分值付费管理系统、医保综合管理系统、医保费用偏差监控系统、医师工作站智能提示系统、麻醉费用统计系统等一系列信息系统。这些系统间实现互联互通，有效支持医保管理部门和医师进行实时智能监控及精准管理，显著提高了医保管理的效率和准确性。[12]

（三）加强病案首页填报与质控管理

明确首页填报人员职责，加强对临床科室培训力度；重视编码员培训与储备工作，做好病案首页编码映射与转换；强化病案质量全流程管理，进一步完善医疗质控考评体系。

（四）构建药学服务新体系

运用药物经济学的原理，省医针对国家集采药品、基本药品、医保药品等特点，不断调整优化药品目录的方法和途径。同时，强调临床药师是临床治疗团队的重要组成部分，充分调动其积极性，大力推动临床药师深入参与多个临床诊疗环节，包括治疗方案的确定、药学会诊、用药监护和治疗药物管理等。

省医实施DIP-MDT模式三年以来，促进了医保管理精细化，有效提高医院整体运营效率，取得了令人瞩目的成果，形成了具有示范意义的DIP-MDT管理模式。为分享这一成功经验，2021年1月，广东省医保局举办"区域点数法按病种分值付费（DIP）医院实施培训班"，专门总结并推广省医DIP-MDT协同推进"三医联动"的实践经验。

13 推进学科全面质量管理

全面质量管理理论（total quality management，TQM）是一种企业管理思想和管理实践，它强调在全面性、全过程、全员参与的基础上实施质量管理。该理论涵盖了质量体系、质量方针、质量管理、质量控制、质量评估等内容。医院应遵循质量第一、患者满意的原则，通过采用多元化的方法和手段，开展全面质量管理。一方面要实施全方位管理，包括基础质量管理，如工作规范、工作纪律；专业质量管理，覆盖医疗、护理、行政、教学、科研、医疗保险、药学等全领域；服务质量管理，既要确保内部员工满意，又要确保外部患者满意。另一方面要确保全过程管理，包括事先控制，建章立制；事中控制，执行规范；事后控制，持续改进。

案例分享

上海交通大学医学院附属瑞金医院内分泌代谢病学科（下文简称"瑞金医院内分泌科"）作为我国内分泌代谢病学科发源地之一，是国家临床医学研究中心、国家自然科学基金委基础科学中心、国家卫健委重点实验室、国家重点学科和国家临床重点专科，还是国家重大科学基础设施转化医学、国家基因组学重点实验室和疑难病诊治能力提升计划的重要组成部分。该科室连续十年荣登复旦版中国最佳专科声誉排行榜（内分泌科）榜首，连续六年在中国医院科技影响力排行榜内分泌代谢病专科中位列第一。科室以"解决内分泌代谢病领域临床重大科学问题，祛除病家疾苦，用心呵护您的健康"为使命，自2008年开始，在临床医疗各环节实行全面质量管理，构建了TQM七大体系：

（一）临床体系

建立代谢性疾病临床诊疗规范与质量控制体系。年门诊接诊量达25万人次，拥有床位总数133张，能够收治病种达190种，几乎涵盖全部内分泌疾病，诊断符合率接近100%。科室围绕"常态化、深层化、制度化"，构建了以疾病为主线的学科质量管理总体系。

（二）研究体系

建立临床研究标准流程和信息化质控管理系统。系统性地推出了34项诊断新技术，制定了5项治疗新方案，优化了15项临床路径，以实现内分泌肿瘤精准诊疗。同时，科室提出"三类十种"内分泌肿瘤分子分型法，优化分类体系，指导个体治疗，有效改善疾病预后。还建立了全国性代谢性疾病信息管理与控制系统，并制定了252个标准操作程序（SOP），以确保信息的准确性和管理的有效性。

（三）代谢疾病管理

创建国家标准化代谢性疾病管理中心（MMC）。以

"一个中心，一站服务，一个标准"为核心理念，建立标准化诊疗技术和流程，开创代谢病管理新模式。全国已有31个省份的810家医院加入该中心，共同管理糖尿病患者28万人次。在中心的有效管理下，患者的血糖达标率从21%提高到45%，取得了显著成效。

（四）样本库体系

建成中国最大的内分泌代谢病临床样本库。以50个SOP创建五大研究队列与样本库，涵盖65万人的信息和600万份样本。该体系是中国医疗领域最早的可溯源、可跟踪、可交换、系统化、规模化的开放共享式智能生物样本库信息化管理系统，为内分泌代谢病的研究提供了宝贵的资源。

（五）检测体系

拥有中国唯一获得CAP（美国病理学家协会）认证的内分泌临床检测中心。该中心配备了国内唯一同时获得美国NGSP（国家糖化血红蛋白标准化计划）和CAP（美国病理学家协会）双重认证的内分泌临床实验室，年检测样品数量高达200万份。

（六）创新体系

创建中国首个人类生存模拟舱，旨在精细量化人体代谢特征。该模拟舱配备了环境、生理、行为传感器，能够实时采集20余种指标，其中12种指标为世界首创。这一创新平台为医学转化成果提供高端测试环境，有助于推动相关领域的研究与发展。

（七）人才梯队培养体系

创建人才梯队培养体系，进一步提高诊疗水平，辐射全国。2020年4月，瑞金医院内分泌科获得上海市政府颁发的上海市质量金奖，成为唯一一个来自医院系统的获奖单位。2021年，该科室凭着"以患者需求为驱动的七大体系内分泌疾病全程质量管理模式"荣获第四届中国质量奖提名奖。

医院简介

上海交通大学医学院附属瑞金医院（简称"瑞金医院"），是一所三级甲等大型综合性教学医院。医院积极探索公立医院高质量发展之路，是首批国家公立医院高质量发展试点医院、现代医院管理制度试点医院；入选国家医学中心（综合类）首批项目，瑞金海南医院成为国家区域医疗中心；入选国家中西医协同"旗舰"医院试点项目、国家紧急医学救援基地项目等。

资料来源：上海交通大学医学院附属瑞金医院官方网站。

14 ERAS打通外科"高速路"

　　加速康复外科（enhanced recover after surgery，ERAS）是近20多年来发展迅速的创新性外科理念，它通过多学科协作，以优化医疗服务流程和围手术期医疗措施为主要手段，旨在降低手术风险、减少术后并发症和应激反应、缩短手术患者住院时间，最终达成患者快速康复的目标。这不仅是一种诊疗理念，更是基于此理念所构建的系统化诊疗模式。加速康复外科有助于提高医疗服务效率，优化医疗资源的利用率，同时也有助于推进医院精细化管理，促进医疗服务的高质量发展。[14]

　　2019年，国家卫健委组织开展加速康复外科骨科试点工作，取得显著成效。为了进一步推进加速康复外科（ERAS）诊疗理念和模式在外科领域的应用，2023年4月发布《国家卫生健康委办公厅关于进一步推进加速康复外科有关工作的通知》。

案例分享

　　佛山市第一人民医院从2010年开始构建快速康复体系，目前已经在外科、内科和重症监护医学等45个病种中推行并实施。随着"加速康复外科标准病房""无痛示范病房"等项目的建设推进，患者康复时间逐年缩短，平均住院费用与并发症发生率逐年降低，患者满意度显著提高。2020年，医院胸外科还荣获"中国胸外科ERAS示范项目加速康复外科示范中心"光荣称号。

（一）以ERAS-MDT模式建立团队

加速康复外科（ERAS）强调将现代的外科技术与理论进行集成创新，是一个多学科合作的新体系。医院一开始就以多学科协作团队（MDT）的思维来进行加速康复外科的建设。首先，在组织架构上成立以外科、内科、重症医学科、护理等为核心的加速康复专业委员会。其次，由各科主任牵头成立下属的管理小组，并在各专科设立专科技术小组，规范化地制定ERAS方案、流程和实施细则，共同协作达成目标。最后，打破了单一学科独立作战的局面，根据医院的实际情况建立了由医生、护士、麻醉师、营养师、康复治疗师、心理治疗师、药师等多学科人员组成的外科、内科、重症医学科加速康复多学科团队，最终构建完整的ERAS-MDT模式，从而推动加速康复外科的实施。

（二）制定临床路径

制定临床路径是加速康复外科实施的重要环节之一。医院以问题为导向，以循证为基础，立足最新的研究证据和临床指南制定临床路径，力求所有的治疗措施都安全有效。不仅如此，医院还对加速康复外科做了非常明确的定位，就是以患者为中心，减轻创伤应激、减少并发症、减轻并发症严重程度、缩短住院时间、提高医疗服务质量。各专科技术小组结合不同疾病特点和康复需求，突出内科、外科、重症医学科专科康复特色，明确路径内容并使加速康复措施具体化，确保这些措施能够在临床实践中得到有效的执行。

（三）确定实践路泾

医院在与国际指南、国内专家共识接轨的同时兼顾自身临床实际，规范实施ERAS路径。一台手术就是一个系统工程，医院首先选择了一个外科作为试点。科主任、高级外科专科护士主导，贯彻医患护"三位一体化"的新理念，对患者进行住院前、手术前、手术中、手术后和出院后的全流程化管理，以满足患者的生命需求、生理需求和心理需求。随后，医院扩大实践推广试点范围，在外科共13个科室成立专科技术小组进行实践。待时机成熟后，这一模式又在全院外科、内科、重症医学科等亚专科全面实施。最后，通过多中心远程会诊及帮扶等措施，推广至医联体医院及周边医院。

（四）保障临床实施

为保障加速康复外科的顺利实施，医院采取了固定的医护排班模式。各科医生团队由副主任及以上职称医师搭配主治医师组成，护士团队由高级+中级+初级责任护士组成。每个医护团队相对固定，以1名医生和3名护士为一组，由团队全程管理一组患者（约7人）。当班责任护士参加医护床边查房，按医嘱、护嘱执行并跟进患者早期康复训练；管床医生每天两次床旁查房，从各方面评估患者病情等；护理组长通过交接班和随时抽查等形式，评估患者术后早期康复训练情况，对管床护士工作质量进行评估并针对问题及时指导；护士长发现问题后现场指导患者和责任人，共同寻找解决方法。最后是医护一体化查房，对患者生命体征、疼痛情况、肌力、营养状况等进行评估，根据评估结果制定加速康复具体执行方案。[15]

（五）明确效果评价指标

医院从医学伦理学的视角来审视和评估ERAS，从患者康复指标、并发症指标、经济效益指标、社会效益指标四个维度评价ERAS的实施效果。如病人何时下床、何时排气、何时拔管、是否有并发症等情况，以及住院费用、并发症处理费用、患者与家属的满意度都是评价指标的组成部分。通过实施ERAS，医院尊重伦理学的自主、有利、不伤害、公正四大基本原则，实现了治疗理念和技术的回归、转化，实现了科室协同的提质增效，最终实现了ERAS创新的价值与意义。

医院简介

佛山市第一人民医院，始建于1881年，如今发展成为具有鲜明特色，综合实力雄厚，集医、教、研于一体的大型现代化综合医院。1991年，医院被评为广东省首家三级甲等医院。2021年3月，被广东省卫健委评定为广东省高水平医院。

资料来源：佛山市第一人民医院官方网站。

15 罕见病诊疗协作的"中国模式"

罕见病，又称"孤儿病"，它不是一种特定的疾病，而是发生在各个系统、发病率较低的疾病的总称。《中国罕见病定义研究报告2021》提出，应将"发病率小于万分之一、患病率小于万分之一、患者数小于14万的疾病"纳入罕见病。

目前，我国有2000多万罕见病幸存者，每年有20多万罕见病新生儿出生。罕见病存在诊断困难，误诊率高的情况，这一现状涉及整个生命周期和整个健康保健链，这不仅包括预防、诊断、治疗、病人护理等医疗环节，还涵盖了药物研发、特殊营养食品供应以及研发激励措施。罕见病不仅是医学问题，更是社会问题。它不仅是民生问题，也是全球性公共治理面临的共同挑战。自党的十八大以来，党和国家对罕见病的诊断、治疗和研究给予了高度重视，并进行了全面部署，要求加强罕见病用药保障，并加大重大疾病防控力度。

案例分享

中国医学科学院北京协和医院（下文简称"北京协和医院"）较早在国内开展了罕见病的预防、筛查、诊疗、用药等相关研究。医院充分发挥优质医疗资源的辐射带动作用，在国家多部门的支持下牵头构建国家罕见病临床研究协作体系，联合全国324家医院对罕见病患者进行集中诊疗和双向转诊。2023年2月，北京协和医院还牵头成立中华医学会罕见病分会，致力于推进罕见病防治的法治化进程，探索建立罕见病诊疗的"中国模式"。

（一）体系建设，多次填补中国空白

学科建设是实现理论系统化、人才专业化和有序发展的重要保障。近年来，北京协和医院积极组织罕见病专业培训、组织专家团队制定指南、开展罕见病登记和学术研究，同时大力推进科技创新和成果转化，以推动中国罕见病防治事业不断发展。在此过程中，医院致力于构建具有中国特色、体现中国底气的罕见病学科体系、学术体系、话语体系。从《罕见病研究》杂志的正式出版，到新书《罕见病用药》的面世，北京协和医院不断填补了国内相关学术领域的空白，引领我国罕见病学科建设，为从事罕见病相关研究的科学家和医务工作者提供重要借鉴，进一步推动了我国罕见病学科的整体发展。

（二）引航业界，培训人才推广技术

2022年，由北京协和医院牵头、国家罕见病诊疗网络共同参与、中国罕见病联盟协助的"中央专项彩票公益金支持罕见病诊疗能力提升项目"在短短5个多月的时间内成功启动。该项目在全国范围内举办了100余场培训，并组建了由1000余名罕见病临床专家构成的培训师资队伍。同年，以北京协和医院罕见病诊疗中心为全国支撑平台，建立了国家标准化罕见病诊疗中心，并在全国设立50个重点培育中心，这些举措为基层医务工作者提供了更多元化的提升罕见病认知和接诊能力的路径。

（三）技术创新，攻坚克难惠及患者

2022年，北京协和医院成功联合清华大学、中国医学科学院基础医学研究所，协调完成"疑难重症及罕见病全国重点实验室"的整合、组建和申报工作。以北京协和医院大兴院区作为载体的疑难重症及罕见病国家重点实验室已全面投入使用，为罕见病相关重大科技创新、重大新药研制、前沿科学研究注入了新的活力。医院已针对中国罕见病目录中疑难罕见病的共性、个性机理及精准诊疗技术等开展了一系列重点研究。随着产学研力量的加入，补体系统靶向药物开发、雷帕霉素老药新用方案等创新成果的转化，也为罕见病的防治带来了新的希望。2023年4月10日，北京协和医院罕见病联合门诊正式开诊，旨在为罕见病患者提供更高效、更便捷的"组团式"诊疗服务。

医院简介

中国医学科学院北京协和医院是集医疗、教学、科研于一体的现代化综合三级甲等医院，是国家卫生健康委员会指定的全国疑难重症诊治指导中心，最早承担干部保健和外宾医疗任务的医院之一，也是高等医学教育和住院医师规范化培训国家级示范基地，临床医学研究和技术创新的国家级核心基地。在国家三级公立医院绩效考核中排名第一。

资料来源：北京协和医院官方网站。

16 构建高水平多学科诊疗团队

多学科诊疗（MDT）是指由多学科专家工作组组成的临床诊疗模式，对某一器官或系统的疾病进行讨论，最后总结各学科专家的意见，为患者制定规范、个性化、高质量的治疗方案。MDT强调团队合作和规范诊疗，弥补了传统个体型经验诊疗模式的不足，对推动医院全面专业化、诊疗策略规范化、医疗资源合理配置起到重要作用；同时也使得医生们逐渐从看生命的"病"转向看生病的"人"，回归到医学的本质——"以患者为中心"的理念。《国务院办公厅关于推动公立医院高质量发展的意见》提出，要推广多学科诊疗模式，推动医疗服务模式创新。

案例分享

为了更好地服务乳腺癌患者，为患者提供更多国际先进技术和手段，帮助那些在治疗中陷入困境的癌症患者找到治疗的新希望，广东省人民医院乳腺科廖宁教授发起并创立"廖宁教授周三见"国际乳腺癌基因分子会诊平台，与国内外乳腺癌领域顶尖专家共同打造MDT团队。每周三晚，廖宁教授携手全球顶级乳腺癌专家连线会诊，开展分子肿瘤学网络研讨会，分享交流治疗乳腺癌的经验并对疑难病例进行实时会诊，旨在为患者提供最精准的治疗方案。病例资料由廖宁教授团队提前两天发送给会诊专家，由专家先进行预判，在连线时给出初步意见。随后，经过实时会诊讨论，专家们会进一步给出详尽的诊治意见。可以说，这种会诊模式几乎达到了最理想的效果。名医们的真知灼见，不仅为许多疑难病例的诊疗指点迷津，也让"旁听"的年轻医生受益匪浅、加速成长。

"廖宁教授周三见"从2019年开播到2024年2月，已经开展了302期，共有3624位专家参与其中，为600余名疑难病例患者提供会诊服务并带来益处。

近年来，廖宁教授乳癌团队还借助以省医为引领的"广东省诊疗一体化项目"，协助省内基层医疗机构建立规范的乳腺癌筛查、诊断、治疗流程和质控标准，从而提升诊疗水平，让病人在"家门口"即可享受到优质医疗资源。

大型医院医防融合怎么"融"

所谓"医防融合"，是指"治"与"防"的结合，即医疗、预防相互渗透，融合为一体。通过医疗服务与预防服务的有效衔接、同步提供和相互协调，可以最大限度地减少健康问题的发生，有针对性地控制健康问题的恶化，提高医疗卫生服务的适宜性和有效性，实现"以健康为中心"的目标。

医防融合是健康中国战略和一系列制度安排的必然要求，对于推进健康中国建设、积极应对人口老龄化、提升全民健康水平具有积极且显著的效果。新冠疫情的爆发凸显了"医防融合"的重要性，也让我们认识到仅仅在基层医疗卫生机构中实现"医防融合"是不够的，还必须在各级各类医疗卫生机构中全面推进。我们应充分利用大型综合性医院的技术和能力优势，开展疾病预防服务，以有效阻断疾病传播。这样医防融合将成为大型综合性医院全新的医疗服务模式。[16]

案例分享

自2019年12月新冠疫情爆发以来，以华中科技大学同济医学院附属同济医院（简称"同济医院"）为代表的公立医院经受住了疫情的考验，在抗击疫情中积累了丰富的经验。考虑到同济医院在应对新冠疫情中的突出表现和医院的整体实力，国家卫生健康委员会决定于2020年4月成立以同济医院为主体的国家重大公共卫生事件医学中心，以提高应对新发传染病的能力，全面提升我国重大公共卫生事件的应对能力。

作为国家重大公共卫生事件医学中心的主体医院，同济医院坚持"以人为本、生命至上"的原则，以人民健康为中心，围绕传染病、自然灾害、核辐射、中毒性疾病、未知疾病等5类重大突发公共卫生事件，积极开展工作。同济医院致力于构建以国家区域中心为骨干，涵盖国家、省、市、县四级的防治体系，以实现集预防、预警、救治、管理、培训、研发于一体的重大国家服务长效机制。

（一）聚焦"平战结合"的模式

作为国家重大公共卫生事件医学中心的主体医院，同济医院采取"平战结合"的应急管理模式，除了关注救治场地的转化、抗疫物资的保障外，医院还重点关注医疗人力资源的分配和布局。医院建立起以疾病为中心的专家团队，按照疾病和专业类型建立工作小组形成"专家库"。这些专家"平时"是治病救人的白衣天使，一旦进入"战时"就迅速转变为防疫专家、抗疫战士。除了治病抗疫之外，他们还要具备合理配置资源，协同诸如后勤保障、网络技术、科研攻关等团队的应急准备和处理等综合能力。

（二）聚焦"医防协同"的发展

2021年9月，"同济云数据中心"建设成立，这是彼时全国医院最大规模的云数据中心。同济医院对其诊疗规范和临床经验进行了全面梳理，并运用5G+云网融合技术进行了升级。通过"同济云数据中心"，医院正逐步与疾控中心、人口健康信息平台等实现数据互联互通、共享共用，旨在达成跨地域、跨机构、跨部门数据融合目标。不仅如此，同济医院还将预警系统深入部署到哨点医院、城市社区，实现跨部门、智能化、全方位的医防协同，带动提升国家突发公共卫生医疗服务能力。

（三）聚焦四级防控体系的建设

在"同济云数据中心"的强大支撑下，同济医院实现了"贯穿八个系统、打造六个机制、建成一个体系"的目标。即通过贯穿急救系统、信息系统、快速诊断系统、调查系统、应急救援快速响应系统、管理系统、决策支持系统和科研系统这八个系统，打造了集"预防、预警、救治、管理、培训、研发"于一体的国家重大公共卫生事件长效防控机制，构建了国家、省、市、县四级公共卫生事件防控体系。通过这"八个系统、六个机制、一个体系"，当发生重大公共卫生事件时，各级系统都能主动发出警报并迅速做出响应，整个机制和体系协同运作，共同织牢织密公共卫生防护网。

第 三 篇

新趋势篇

公立医院高质量发展新趋势是以患者为中心，向精细化、专业化、信息化、智能化、绿色环保、创新发展和科研支撑方向发展。这些趋势将有助于提高公立医院的医疗服务质量和管理水平，更好地满足人民群众的健康需求。

将健康促进理念融入医院
高质量发展策略

　　健康是人民的基本需求，是经济社会发展的基础。公立医院作为医疗卫生服务体系的主体，要在全面落实新时代卫生与健康工作方针、实施健康中国战略中发挥主力军作用；要把人民健康放在优先发展的战略地位，毫不动摇地把公益性写在医疗卫生事业的旗帜上；要努力构建以患者为中心，以效果、价值为导向，基于价值医疗的高质量服务体系，切实为维护人民健康提供有力保障；发挥好在推进全生命周期健康管理中的引领和示范作用，将健康促进理念融入医院高质量发展策略，推动医疗服务从以疾病为中心向以健康为中心转变，全方位、全周期保障人民生命健康。

一、将健康促进理念融入医院工作全过程

　　20世纪90年代起，世界卫生组织开始在全球倡导健康促进医院建设行动，这是一项有利于提高医护质量与病人生命质量、改善医患关系、促进人文医学发展的国际行动。建设健康促进医院，简单说，就是搭建一个平台，让医院、医务人员、患者、社区居民以及社会各界能够在这个平台上进行良性互动、互相促进，从而实现患者和公众

健康水平提升。具体而言，就是将健康促进理念和策略融入医院建设管理和服务的全过程中，通过制定实施有利于健康的政策、创造有益于医患身心健康的环境、强化社区健康行动、开展健康教育、优化健康服务等举措，进一步提高患者及其家属、社区居民和医务人员有关疾病防治、健康生活方式等方面的知识和技能，以达到提升他们的健康素养和健康水平的日的。国内外的实践证明，医院开展健康促进和健康教育，有利于提升医疗品质，改善患者愈后生活质量；有利于促进医患和谐，提高患者满意度；有利于推进医院文化建设，提升医务人员职业素养水平。[17]

二、用健康科普构建有温度、有情怀的健康促进医院

上海申康医院发展中心遵循习近平总书记强调的"科技创新、科学普及是实现创新发展的两翼，要把科学普及放在与科技创新同等重要的位置"重要指示，自2019年起，连续四年组织各市级医院开展"市民健康科普宣传周"和"医院开放日"活动。重视发挥市级医院在引领高质量健康科普中的主阵地、主力军作用，积极打造市级医院健康传播的新矩阵、新生态，多措并举致力于市民健康素养的提升。各市级医院主动加强科普工作顶层规划和管理创新，将"科普文化建设"当作医院新文化建设的一项重要内容，将健康促进理念融入医院高质量发展策略中。通过搭建健康科普传播平台、培育多层次科普人才梯队、编撰科普丛书及健康指导手册、策划研发独具特色的科普品牌、打造一系列科普优质项目，提升科普传播力、影响力，从而塑造医院健康科普文化品牌，构建有温度、有情怀的优质高效健康促进医院。

"绿色医疗"是什么医疗

从20世纪后半叶起,"绿色"理念逐渐在国际社会占据主流地位,各国政府纷纷提出一系列以"绿色"概念为核心的相关政策。关于"绿色医疗",不同的国家有不同的评价体系。中国医院协会医院建筑分会认为"绿色医疗"的本质应是"生态、节能、环保、安全、高效"。评价"绿色医疗"的标准主要包括"规划科学、布局合理、流程顺畅、环保节能的绿色建筑与环境;优质安全、快捷方便、人文关怀的绿色医疗;科学管理、高效运行、持续发展的绿色管理"等三个方面。"绿色医疗"的建设目标定位为:确保医疗安全与良好的医疗效果,实现规划设计合理、功能布局科学、体现以人为本、运转快捷流畅、生态节能环保、环境绿化美化,进而达到高效运行和可持续发展的目标。

案例分享

作为深圳市首家去编制的公立医院,香港大学深圳医院(下文简称"港大深圳医院")自成立伊始,就以"绿色医疗"理念为指导,引入香港公立医院管理模式,成为深圳市乃至全国公立医院改革的先锋。

（一）"绿色理念"全面践行

港大深圳医院的"绿色医疗"理念涵盖八大主题：绿色办医，公平公正；绿色管医，廉洁高效；绿色行医，专业行政；绿色治安，持续改进；绿色文化，关爱慈善；绿色科技，智慧领跑；绿色建筑，节能降耗。坚持"绿色手术"，尽量减少一次性高值耗材使用；坚持"绿色用药"，确保抗生素使用率在全国处于极低水平；坚持"绿色收费"，实行一口价政策，确保收费透明化；坚持"绿色医患"理念，彰显无处不在的人文关怀；以"绿色医疗"之路径，实现服务患者的价值最大化。

（二）绿色科技，智能领跑

数字化转型是公立医院高质量发展的必由之路。港大深圳医院在打造公立医院高质量发展的过程中，紧扣"绿色科技，智能领跑"这一主题，借助信息技术推动数字化转型，探索智慧医院建设，不断提升医疗质量和效率，优化医院内部医疗资源配置，改善人民群众就医感受。医院规划了智慧医院建设的四个方向，旨在打造具有中国特色的国内顶尖、国际一流的智慧医院样板，并实现流程无纸化、业务智能化、管理精细化、服务人性化。

（三）智慧管理，高效医院

通过下面四项措施，港大深圳医院实现了智慧管理，构建了数字孪生的智慧医院。

首先，针对智慧医疗，医院围绕电子病历评级应用水平分级，以及互联互通的标准化成熟度等级评测等要求，开展信息化建设，并实施以评促建的升级改造服务。通过信息技术，实现院内流程闭环、互联互通和信息共享，完善医疗服务体系，构建线上线下、院内院外一体化医疗服务体系。

其次，针对智慧服务，医院将全面运用5G技术于院前、院中、院后的整个诊疗环节，加速其在疫情预警、院前急救、实时会诊、远程手术及医院和香港跨境医疗等的智慧医疗服务部署，从而构建未来创新医疗服务中心。

再次，针对智慧管理，医院建设数字化医疗质量评价促进中心，并上线国家三级公立医院绩效考核系统和智慧后勤的楼宇监测系统，旨在加强运营管理监测，从而全方位驱动医院管理效能的提升。

最后，医院结合大数据、人工智能等新兴技术构建数字大脑，建设医疗运营数据中心、科研数据中心和影像数据中心的主题数据库，设立多维度早期预警机制，实现敏感指标的实时监控，从而为智慧医院建设平台提供坚实的技术支撑。

医院简介

　　香港大学深圳医院（简称"港大深圳医院"）是由深圳市政府全额投资，并引进香港大学现代化管理模式、国际一流水平之优势学科的大型综合性三级甲等公立医院。医院以深港合作为契机，优先打造卓越诊疗中心。2018年6月，医院成功入选广东省高水平医院建设单位，全力打造集"医、教、研、管"于一体的四个粤港澳大湾区国际化中心，是国家公立医院高质量发展试点医院，国家建立健全现代医院管理制度试点医院。

　　资料来源：香港大学深圳医院官方网站。

用大数据撑起托管医院精细化管理

医院精细化管理是以系统思维、科学方法和信息技术为基础，不断优化流程，优化资源，提高效率和质量，从而提高医疗卫生服务水平，满足患者需求，增强医院竞争力的现代管理模式。大数据应用是推进医院精细化管理的重要手段。门诊资源配置、住院床位配置、学科人力资源配置、设备资源配置等方面与医院的整体运行效率和运行质量密切相关，大数据支持下的资源配置分析可以促进科学决策，从而实现资源的高效利用。大数据分析还可以优化配置、改进流程，使管理从"粗放型资源配置"逐渐转变为"科学型资源配置"，进而实现"动态型资源配置"，最终提高服务效率和质量。[18]

案例分享

雅安市人民医院2019年5月由四川大学华西医院领办，医院同时冠名"四川大学华西医院雅安医院"（下文简称"华西雅安医院"）。医院党委书记和两名副院长由华西医院全职派驻。为了全力帮扶打造首批重点学科，华西医院还派出5名学科主任，以及后续派出多位学科主任或医院管理专家，为"华西雅安医院"提供全方位学科帮扶和智力支持。新班子参照华西模式，坚持"人–科–院"高质量融合发展，推动医院实行精细化管理，在干部考核、医疗服务、教学管理、科研转化、学科建设、人才培养等方面实现"同质化"发展。医院成立"质量+运营+绩效"管理委员会，组建专科经营助理团队，制定临床科室月绩效考核体系，构建基于真实数据的运营管理体系，开展院科两级运营分析，并通过"五个抓手"推动医院高质量发展的"五大提升"。

（一）创新激励机制，助推医疗核心技术提升

医院引入竞争机制，通过建立按疾病诊断相关分组付费（DRGs）的绩效考核和薪酬分配体系、以病例组合指数（case mix index，CMI）为基础的技术价值评判标准，激发科室员工动力潜能。医院实行CMI值、手术占比、微创占比等核心数据的同比和环比分析，并建立红/白榜公示制度，助力工作效能提升。同时，医院积极营造创新氛围，鼓励收治疑难危重症患者，引导提升医疗服务技术难度，并开展高难度手术及其他临床新技术的应用。

（二）以专业化管理为抓手，提升医疗质量与安全

医院以国家医学中心和国家区域医疗中心的建设和设置为引领，加强医疗质量与安全管理体系建设，构建优质高效的医疗质量管理控制体系。医院围绕临床路径、单病种质量控制、DDDs、低风险病死率、Ⅰ类切口感染等核心问题，定期对医疗质量与安全进行监测、评估，及时发现并解决问题。同时，医院根据自身发展和市场需求，聚焦亚专科的发展规划，加强亚专科的学科建设和人才培养，补短板强优势，以促进诊疗水平力和技术能力提升。

（三）以精细化管理为抓手，提升运营效率

医院对病床集中管控、出院计划规范、运行管控等业务流程进行了全面梳理，识别出瓶颈环节，并组织攻破难关。通过大力推广日间手术服务模式，医院有效缩短了平均住院天数，增加了住院病人数量。在精细化管理的助力下，医院增强了核心竞争力，成功建成首批国家心脑血管植入器械产教融合创新平台、首批国家紧急医学救援基地、消化系统肿瘤医药基础研究创新中心，并荣获首批国家疑难病症诊治能力提升工程项目单位、首批国家区域医疗中心建设单位、中西医协同"旗舰"医院试点项目建设单位的称号。医院继续深入精细化管理，以临床路径为抓手，规范药品、耗材和检查的使用，有针对性地进行成本管控，使药品占比由27%下降至23%，医疗服务收入占比提升至30%，人员支出占比提高4%。

（四）以人才为抓手，提升可持续发展能力

为实现医院的高质量发展，2020年，医院确立了"一三五十百"的卓越学科发展十年目标，即在四川大学华西医院领办的未来十年里，医院要实现争创一个国家级重点专科、三个省级重点学科、五个重点专科学科影响力排名进入全省前十、建成十个省级重点专科，以及培养"青衣百人"学术骨干的目标。

学科要发展，人才是关键。医院广纳贤士，外"引"内"修"，实施人才强院工程。首批聘任医院高端人才52名，打造"青衣百人"学术骨干人才队伍。近些年，引进博硕士人才66人；新增天府"万人计划"人才1人，省卫生健康委学术技术带头人3人，省中医药管理局学术技术带头人1人。

（五）以改善医疗服务为抓手，提升群众就医满意度

为了提高医疗服务效率和患者满意度，医院构建涵盖多种预约方式的门诊预约体系。通过在线预约平台、自助终端服务、电话/现场/诊间预约、多学科联合诊疗（MDT）预约、延时服务和弹性排班等多种手段，使预约比例达94%以上，并实现100%的分时段预约。开设周末门诊、专科专病门诊、MDT门诊、疑难病联合会诊、藏医专门门诊，建立绿色通道方便老人、急危重症等特定人群来院就医，使患者的就医体验得到提升。医院成功建成国家高级卒中中心、胸痛中心等，医疗技术屡屡在川西地区实现首创，诊疗能力得到了大幅度提升。在2022年度三级公立医院绩效考核中，华西雅安医院"国考"排名上升了6位，其中13项国家监测指标取得满分。不仅如此，在2023年度《健康报》社举办的"改善就医感受提升患者体验主题活动"中，医院报送的案例获评"医疗机构创新案例"。

医院简介

四川大学华西医院雅安医院，是四川省雅安市集医疗、教学、科研、预防保健、康养于一体的公立三级甲等综合性医院，是四川省卫健委确定的十大区域医疗中心、"1+6"公共卫生临床救治体系、首批国家住院医师规范化培训基地、四川省博士后创新实践基地、国家执业医师实践技能考试基地（全省仅有6家医疗机构）、十多所高等医学院校的教学实习基地。

资料来源：四川大学华西医院雅安医院官方网站。

数字医疗进行时

　　数字医疗是数字技术赋能的医疗健康产业集合，是由数字技术与医疗场景融合产生的新兴领域。通过健康医疗数据的生成、采集、分析和应用，数字医疗能够优化诊疗全过程，为医疗机构高质量发展注入新的活力。在高效的数字化医疗机构中，组织的管理和运营均基于运营管理数据的支撑。组织中的所有行为数据都被有效地收集、处理和分析，管理者根据客观数据做出业务决策。随着组织变得更加敏捷，更能适应快速变化的外部环境，组织内部的创新速度也在不断提升。此外，医疗机构还可以利用数字和智能工具，为不同患者或在同一患者的不同时间提供更精确的个性化解决方案。

案例分享

　　为深入推进医疗数字化转型，上海交通大学医学院附属瑞金医院（下文简称"瑞金医院"）于2021年10月成立上海数字医学创新中心。中心围绕研究数字医学标准、建设数字医学技术研发基地、推动数字医学成果转化、打造数字医院典范等四大功能点，构建数字医学创新体系，为全国数字医学发展提供先行实践探索。下文将对数字医学创新体系的四大功能点进行详细介绍。

研究数字医学标准。研究数字医疗的术语、数据和安全标准，为上海市卫生信息标准委发布数字医疗白皮书和年度报告提供支持，为未来医院从概念到标准的顶层设计规划和建设路线提供解决方案。

建设数字医学技术研发基地。从医疗发展和患者需求出发，深化产学研合作和协同创新，充分发挥上海市医疗人工智能技术研发优势，将数据挖掘、图像识别、语音交互、认知计算与医疗场景相结合，形成数字医疗领域的技术高地。

推动数字医学成果转化。集聚上海AI龙头企业和优质研究型医疗机构资源，大力推动新兴数字医疗产品和设备的应用和改造，形成数字医疗产业高地。

打造数字医院典范。依托国内首个大型转化医学科研设施的基地优势，结合瑞金医院和全市其他医院已积累的技术优势，通过技术迭代，建立可升级的数字医疗技术临床试验基地和示范基地。同时，积极探索数字化医院的相关政策和机制保障，在示范基地——便捷医疗数字化转型场景中先行尝试，以提供实践示范。

在数字医院的建设过程中，瑞金医院病理科交出了一份很有特色的"答卷"，科室采用了"三位一体解决方案"，即底层基础为医疗数据基础设施、中坚力量为多模态数据智慧管理层、上层建筑为多模态智慧病理辅助诊断算法，建立起全数字化智慧病理科。通过全过程自动化和数字化，可以实现分院"无病理科"的理念。技术员制片后，将病理物理切片进行数字化处理，由瑞金总院医生远程阅片。这一"三位一体解决方案"实现了总院病理科的数字化和各科室病理质量的同质化建设，带动了基层医院的数字化进程，提高了诊断水平，并显著提升了基层医院病理诊断资源的质量。

22 推动护理工作高质量发展

护理工作作为我国医疗卫生事业的重要组成部分，受到党和政府的高度重视。党的十八大以来，促进护理发展的政策相继出台，为护理事业指明了方向。国家卫健委把加强护士队伍建设作为卫生健康事业发展的重要基础工作来抓，深入推进优质护理服务，推动护理领域改革创新，推进护理服务业发展，促进护理工作贴近患者、贴近临床、贴近社会，用高质量的护理服务增进人民健康福祉。[19]

案例分享

陕西省人民医院以国家临床重点专科为依托，构建医—护理部—科室三级管理体系，探索实施护理工作高质量发展"六新"模式。

（一）构建新机制，创立护理品牌

首先，医院建设护理标杆单元，推出护理"一科一特色"服务模式，强化"一科一品牌"的理念，以做精专科服务。对病区护理人员的仪表行为、接待服务、环境设施、物品管理、标识管理等方面进行全面规范。按照护理程序，细化护理评估、健康教育、效果评价等步骤，使护理服务更加精准化，从而提升患者就医体验。此外，医院还实施了入院接待、治疗处置、病情告知、康复治疗、出院指导的标准化工作流程，以强化护理工作的重点环节。[20]

其次，医院探索垂直管理新方法。针对目前临床护理人员配置普遍不足的问题，医院以保障临床需求为出发点，建立起弹性调配、灵活机动的护理人力资源管理制度。护士的绩效分配采用基于资源消耗的价值尺度绩效管理方式，确保在全院范围内实现多劳多得、优绩优酬的激励机制。

最后，建设多元联动新架构。医院成立由人事处、财务处、医务处、护理部、工会、后勤处等多部门组成的护理管理委员会，多元联动为护理提供健全的支持保障。

（二）引领新方向，深化发展内涵

首先，完善护理学科建设体系。陕西省人民医院临床护理是国家级临床重点专科，经过多年的培养建设，建立了完善的学科体系，包括组织管理体系、人才培养体系、临床护理体系、护理科研体系、教学培训体系、辐射交流体系以及学科评估体系。并且，医院依托陕西省护理联盟、专科护士培训基地，发挥国家临床重点专科在区域内的示范、帮扶、带动作用。

其次，深化临床护理发展内涵。医院以新技术、新业务为抓手，增加护士的培训机会和发展空间。以循证护理理念为指导，通过高质量证据的转化应用，推动经验护理向科学护理迈进，从而提升护理内涵。同时，以质量安全为核心，以三级医院评审细则为标准，通过科学管理的工具来监测基础护理质量指标、重点专科护理质量指标，确保护理质量的持续提升。

最后，增强科研动力，提升教学能力。组建多学科护理科研团队，开展重点科研项目研究，完善护理科研激励机制。提升护理教学能力水平，持续打造精品教学制度—精品教学案例—精品教学课程—精品教学目标为一体的"四精教学"体系。

（三）创新新思路，优化队伍管理

首先，优化护理管理队伍结构。加强护理人才的梯队建设，选拔学历高、年纪轻、能力强、综合素养好的优秀人才加入护理管理队伍。同时，对护士长岗位实施动态管理，并加强对护士长科学管理能力的培养。

其次，提升护理人员能力素质。医院搭建多元化继续教育平台，针对老年、慢病和恶性肿瘤三个专业，聘用了3位博士开展护理研究。还组建了一支由35人组成的硕博护理科研团队，以带动在职护士学历和能力提升。加大对全体护理人员的培养力度，强化新入职护士的规范化培训。鼓励护士参加各级专科护士培训，并搭建学术交流平台、创造外派深造机会。通过开展国内外护理联合培养项目、交换学习项目、访问交流项目、合作研究项目等，医院为护理人员提供"充电蓄能"的机会。

最后，建立多元职业发展平台。长期以来，我国护士工作面临着许多客观问题，如护士职业发展路径狭窄、护士价值感不强、护理工作缺乏独立性等。针对这些问题，医院积极想办法、谋突破，帮助护士发掘自身兴趣和优势所在，为其职业发展开辟多元化路径。例如，医院依托护理门诊、"互联网+护理服务"等平台，推动护理人员实现从临床实践者到慢病管理者、上门护理服务者的角色转变，使护理场所由医院延伸至社区、家庭，打通医疗服务"最后一公里"。

（四）突出新特色，精准施策增效

医院强化护理制度管理、护理质量管理，通过开展护理技能"四过关"（夯实护士专科疾病知识过关、病情观察与汇报过关、急危重症护理过关、围手术期加速康复护理过关）、医护协同"四联合"（医护联合管床、联合交班、联合查房、联合回访）等途径，实现护理技能提高，医护多元联动。

医院创新护理服务模式。以中医适宜护理、早期康复、围手术期加速康复、患者心理疏导等为抓手，在护理工作中体现防治并重、身心并重、中西医结合的理念。医院实施个案管理师模式、医护一体化模式和护士主导的多学科协作模式。这些举措旨在推动护理模式从"疾病观"过渡到"人本观""整体观"，最终实现个性化、人性化护理。

为提升患者就医体验，医院从"患者入院、检查、化验、治疗、出院指导"五个关键环节入手，力求为患者提供"快捷高效、温馨周到、正确安全"的优质护理服务。对老年病人全面开展综合征评估、重点人群营养筛查及合理膳食宣教；在"互联网+护理服务"方面，实现线上健康教育、上门服务的功能。

（五）探索新体系，健全服务体系

首先，建立健全四大药物、服务中心职能。建立全院统一的静脉配置中心，优化"用药、物流、安全"三项业务，单剂量分装发放口服药。完善送检中心职能，把护士从繁琐的送检工作中解放出来。完善一站式服务中心功能，消除患者门诊、住院、取药、检查、入出院办理等各环节障碍，确保患者就医过程绿色、通畅，实现一站式服务。同时，成立临床服务中心，切实做好患者回访工作，统一负责全院出院患者的回访、满意度调查、投诉受理等工作。

其次，建立信息化服务体系。搭建并应用六位一体网上护理院，实现院前—院中—院外全程信息化护理服务。应用护理管理系统，实现护理管理的全流程、可视化追踪，有效避免各类隐患和浪费，从而全面提升护理效率。

（六）展示新风尚，弘扬护理文化

陕西省人民医院由爱国将领杨虎城将军亲手创立，自1931年诞生之初就植入了为民服务的红色基因。90多年来，医院一代代护理人传承红色基因，秉承"允德允能、弘医弘道"的院训精神，践行"以患者为中心、以职工为核心"的医院双心文化。医院护理工作模式已从单一的以病人为中心，仅关注病人住院期间的护理，逐步发展到以病人的身心健康为核心，提供从入院到出院的全程优质的护理服务。医院构建了涵盖思想文化、品牌文化、行为文化、制度文化的护理文化体系，为医院高质量发展助力赋能。

医院简介

陕西省人民医院，是陕西省政府直属的集医疗、急救、教学、科研、干部保健、康复于一体的大型综合三级甲等公立医院。医院是陕西省临床医学研究院、国家级冠心病介入诊疗培训基地、国家药物临床试验机构、国家全科医生培训基地、国家住院医师规范化培训基地、国家紧急医学救援队所在单位。

资料来源：陕西省人民医院官方网站。

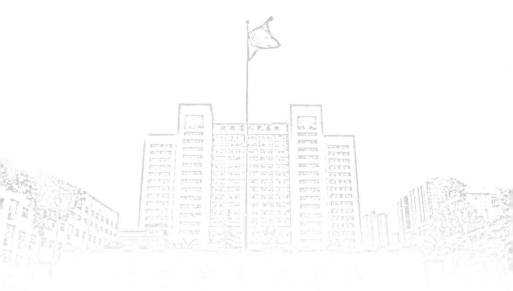

构建药学服务新模式

药学服务是医疗活动的重要组成部分，对于促进合理用药、提高医疗质量、保障患者用药安全具有重要意义，也是公立医院高质量发展过程中不可缺少的一部分。近年来，随着药品零加成、药品集采等政策的推进与落实，药品在医院建设与发展中的角色发生了重大改变，现有的药事管理体系、药学服务模式、药学人员队伍结构等正在发生深刻变革。2018年11月国家卫生健康委员会、国家中医药管理局联合发布《关于加快药学服务高质量发展的意见》，明确提出进一步实行药学服务模式的两个转变，即从"以药品为中心"转变为"以病人为中心"，从"以保障药品供应为中心"转变为"在保障药品供应的基础上，以重点加强药学专业技术服务、参与临床用药为中心"。通过模式的转变，药师能更好地履行职责，提升药学服务能力，使药学服务更加贴近患者、贴近临床、贴近社会。

案例分享

上海交通大学附属仁济医院（下文简称"仁济医院"）是全国最早设置临床药学学科的医疗机构之一。新形势下，仁济医院积极探索药学服务模式的转变，构建"一个模式"（"研究型临床药师"培养模式），形成"一个体系"（以"特色临床"为依托的药物治疗管理体系），打造"两个平台"（以"循证药学"为抓手的合理用药平台、以"转化医学"为驱动的药物创新平台）。

（一）让临床药师发挥并体现特长价值

将循证药学和个体化医疗理念相结合，以充分发挥临床药师专业特长和核心价值。首先，临床药师应提供专业的药学服务，尤其是在心血管、风湿免疫、糖尿病等专科领域，开展具有特色的临床药学实践。第二，临床药师应参与临床决策，为医生提供有关药物治疗的建议和意见，以及针对患者的具体情况提出合理的用药方案、调整建议、用药教育、疗效监测。第三，临床药师应参与药物研究和评价工作，为新药研发和药品上市提供专业的技术支持。另外，在对患者尤其是疑难危重患者的循证、临床研究及基础研究中，临床药师能与医生、护士一起形成MDT团队，推动解决临床用药难题。例如，仁济医院牵头成立了国内首个抗凝联盟——上海抗凝药师联盟，建立了上海首家收费药学门诊，并首创全国风湿病社区—三级医院联动的药物治疗管理模式，显著提升风湿病患者的药物治疗效果、生活质量与满意度。

（二）让临床药学走"新范式"道路

探索临床药学高质量发展"新范式"，走中国特色临床药学发展新道路。仁济医院建立国内领先的药物转化创新研究中心，开展基于转化医学的新药开发。中心下设四大研究平台，包括药物化学平台、细胞生物学平台、微生物学平台及合成生物学平台，以临床研究的需求和发现来牵引基础研究，驱动创新药物研发，实现基础和临床之间的双向转化。在临床药学人才队伍建设方面，倡导"研究型临床药师"的培养理念，以合理用药为核心，找准学科短板，加强与国内顶尖、省内知名的医院、高校、科研院所在医教研等方面的合作，不断提升学科的业界影响力。

目前，仁济医院以"研究型临床药师培养"为核心的临床药学学科转型已初见成效，已形成包括国家杰出青年、教育部长江学者、国家优秀青年、上海市青年科技启明星、上海市"医苑新星"青年医学人才等的多层次人才梯队。"十三五"期间，医院获批24项国家自然科学基金项目（含1项科技部重点研发任务和1项国家863重点项目）。2021年，获得国家自然科学基金资助5项（含重点项目1项），并荣获"中国医院管理奖"学科管理组银奖。[21]

医院简介

上海交通大学附属仁济医院（简称"仁济医院"），建于1844年，是上海开埠后第一所西医医院。医院目前由东、西、南、北四个院区和上海市肿瘤研究所组成，是一个学科门类齐全，集医疗、教学、科研于一体的综合性三级甲等医院。

资料来源：上海交通大学附属仁济医院官方网站。

多学科协作强化抗菌药物管理

细菌耐药是一个全球面临的严峻的公共卫生问题，而抗菌药物的不合理使用是导致细菌耐药的最主要原因。早在2007年，美国感染性疾病协会（IDSA）和医疗保健流行病学协会（SHEA）就发布了抗菌药物管理（antimicrobial stewardship，AMS）指南，该指南强调建立多学科抗菌药物协作团队建设模式，以有效应对耐药问题。AMS主要是通过协调性干预措施，采用最优化抗菌药物用药方案，来衡量和改善抗菌药物应用的合理性，旨在减少耐药性和毒副作用，同时保证医疗质量，降低医疗费用。

案例分享

2020年发布的《国家卫生健康委办公厅关于持续做好抗菌药物临床应用管理工作的通知》，要求各医疗机构持续提高抗菌药合理使用水平，持续做好抗菌药物临床应用管理工作。

南方医科大学南方医院（下文简称"南方医院"）勇于打破科室部门间的壁垒，通过多学科协作的模式使抗菌药物管理形成闭环，并通过学科建设、感控文化建设等提升管理内涵，在抗菌药物管理（AMS）方面取得了令人瞩目的成效。

（一）加强感染性疾病科建设，搭建多学科诊断平台

南方医院设置疑难感染病房和感染病房（含负压病房），用于治疗不明原因发热、疑难重症感染、耐药菌感染、手术后复杂多部位感染、免疫功能低下感染等病症。

多名医院感染专家联合成立多个MDT团队，为感染诊疗保驾护航。定期检查住院患者抗菌药物使用情况，特别是特殊级别抗菌药物使用情况，并在必要时组织感染小组进行讨论。

精准中心疑难感染实验室建立以宏基因组测序和二代测序（NGS）为代表的疑难感染诊断双平台，确保快速生成报告，并由MDT团队对报告质量进行控制和解读。

病理科专注于感染性疾病的病理诊断，通过对病理标本和病理切片的深入分析，为长期发热、抗生素耐药感染的患者提供精准诊断，从而提高对感染性疾病的诊断能力。此外，医院还通过会诊和远程会诊的方式，为国内医疗机构提供感染—炎症性疾病的诊断服务。

药学部门运用液相色谱串联质谱法监测抗菌药物血药浓度，为临床实践提供有力的数据支持。

（二）加强感染专业医师队伍建设，明确专职医师的抗感染方向

感染性疾病科团队主要负责复杂疑难社区感染的诊疗工作。南方医院有感染性疾病科专职医师10余人，并联合各科室兼职感染控制医师共45人，每年接受36小时的感染培训。这些医师负责科室感染病例的诊断、病原菌检测的

实施、预防用药标准的实施、抗菌药物分级管理制度的实施、多重耐药菌的管理、科室间的交叉检查管理。每年团队都会确定并实施一项全院范围的改善项目。

感染管理团队由5名专职感染医师组成，主要负责疑难医院感染（多部位、多学科）的会诊和干预，并建立了全院医院感染监测的专家预警数学模型。

此外，还有由感染科、呼吸科、ICU等科室主任组成的临床高级咨询专家小组。专家小组定期组织专家听证会，进行抗感染质询、论证和决策，对异常使用的抗生素品种进行分析讨论，确保抗生素的合理应用。

（三）利用多学科协作和管理工具，加强抗菌药物的合理使用

南方医院运用信息化技术干预抗菌药物的合理使用，协助抗菌药物管理专家组制定预防用药和特殊用药规则。

筛查具有耐碳青霉烯类肠杆菌科细菌（CRE）高危因素的患者，对高危患者实施全程管理，推进耐药菌重点项目管理。

南方医院成立针对多重感染相关的MDT团队，该团队专注于长期不明原因发热、脊柱及关节感染、糖尿病足等疾病的诊治，负责指导疑难重症感染患者个体化使用抗生素。同时，组织感染专职人员加入医院临床新业务、新技术开发团队。为了提升专科抗感染水平，医院建立疑难感染多学科讨论平台，定期组织抗感染交流沙龙。此外，医院还在门诊设立疑难感染性疾病会诊中心，努力营造精准抗感染治疗的文化氛围。

医院简介

　　南方医科大学南方医院（简称"南方医院"），是大型综合性三级甲等医院，是国家区域医疗中心建设输出医院、委省共建国家创伤区域医疗中心、国家疑难病症（肿瘤）诊治能力提升工程单位、国家区域中医（风湿病科）诊疗中心、国家高等学校学科创新引智计划（"111计划"）项目基地、广东省高水平医院"登峰计划"首批重点建设单位。

　　资料来源：南方医科大学南方医院官方网站。

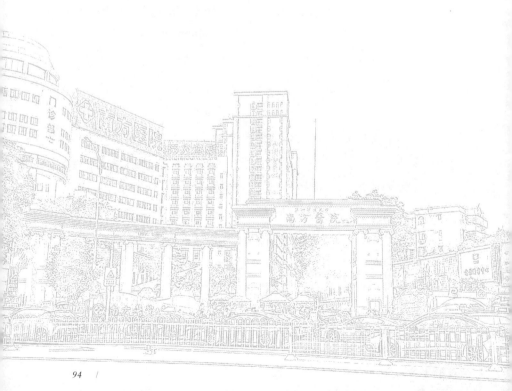

全科医学：慢病管理的主阵地

　　全科医学是一门综合性医学学科，它集临床医学、预防医学、康复医学和人文社会学等学科于一体，以人为中心，以慢病、常见病、多发病、多种共病、身心疾病以及用药管理为特色，对患者实施持续的综合医疗服务。其核心理念、医疗模式、服务内容和服务模式，都体现了全面、连续、协调的医疗服务特点，与大健康理念和新技术革命内涵紧密相连，旨在满足病人的整体健康需求。

　　综合医院全科医学科是连接基层医疗机构与三级医院的重要枢纽。全科医学科的发展可以推动全科医学体系的进步，提升基层诊疗能力，加强基层与上级医院的联系，进一步推动双向转诊的实施，促进上下联动的分级诊疗体系的完善与实现。

案例分享

　　作为与国际接轨的全科健康管理团队，香港大学深圳医院（下文简称"港大深圳医院"）的全科医学科部团队，坚持以患者为中心，以慢病主动筛查为特色，以多学科合作为基础，创新整合心血管疾病风险评估，开展慢病的预防、健康教育、早诊早治、管理和康复工作，积极探索慢病全生命周期健康管理模式。

（一）全科门诊慢病主动筛查评估

全科医学发展强调慢性病的管理。港大深圳医院深刻认识到全科医学的重要性，并致力于关注慢病危险因素，助力慢病早期筛查。例如医院会对 II 型糖尿病高危因素进行筛查，包括年龄因素、糖尿病前期史、超重或肥胖、静坐生活方式、一级亲属中有 II 型糖尿病家族史、妊娠期糖尿病史、高血压、血脂异常、动脉粥样硬化性心血管疾病（ASCVD）史等。在筛查评估的过程中，全科医生的核心职能与全科医学的核心理念得以充分展现。

（二）规范的、有计划的慢病健康教育

全科医学的患者管理是全方位的、整体性的，不仅包括药物治疗，还包括非药物措施。港大深圳医院基于患者的整体管理计划，在评估患者健康素养水平的基础上，有针对性地开展个体化健康咨询或群体健康教育活动。教育内容涵盖健康生活方式、ASCVD预防、诊疗和管理相关知识，以及患者自我管理技能训练。[22]全科医生致力于通过这些努力，控制患者的疾病发展，或者让具有高危因素的人群不发病、少发病。

（三）心血管疾病风险评估管理

鉴于心血管疾病病因和病理机制的复杂性，医院引进香港大学家庭医学及基层医疗学系研究开发的糖尿病心血管疾病风险评估（diabetes mellitus cardiovascular risk assessment,DCRA）模型，用于预测慢病心血管疾病风险。

全科医生通过定期的检查和评估，能够及时发现心血管病的迹象，从而进行早期干预和治疗，降低病情恶化的风险。医院会充分考虑患者的年龄、性别、生活习惯等因素，制定个性化的心血管健康管理方案，并通过预防、诊断、治疗及康复等多个环节，为患者提供综合性、长期的随诊服务。

（四）以人为中心的个性化管理

全科医学部注重医患沟通，通过积极交流，充分了解患者的信念、看法、担忧、恐惧、期望和需求。在尊重患者意愿的前提下，与患者及其家属共同商讨，制定并实施个性化的管理计划，明确长期和短期优先事项。同时，全科医学部提供具有全科特色的个性化管理服务，如体重管理、营养指导、运动管理、戒烟干预、心理治疗、睡眠支持、预防免疫等，这些服务旨在降低中风和心血管疾病的风险。这些举措充分体现了全科医学全方位、全人群覆盖、持续关怀以及个性化的服务理念。

（五）双向转诊服务

"先全科、后专科"是港大深圳医院的特色。医院全科医学部与深圳市龙岗、西丽等多家社区卫生健康服务中心合作，开展带教指导和双向转诊工作。通过全科医学部与对口医院、对口专科的密切配合与协调合作，打通了双向转会诊顺利开展的"最后一公里"。通过合理转诊，使轻症患者得以在基层就诊，重症患者实现高效上转救治和下转康复，从而形成了"基层首诊、双向转诊、急慢分治、上下联动"的就医格局，为百姓提供了更加安全、优质、便捷和连续的医疗服务。

（六）多学科合作的专业化综合管理

全科医学注重与多学科团队的协作，组建了由全科医生、心理治疗师、康复理疗师、内分泌医生、心内科医生、神经内科医生、眼科医生、营养师、宣教护士等组成的专业的慢病管理团队。当患者需要更专业的医疗服务时，全科医生会及时邀请相关专科人员进行会诊，确保患者能够得到更加专业、全面的医疗服务。通过多学科合作和专业化综合管理，团队成员之间互相支持、密切配合、协调转介，以确保为患者提供高质量的诊疗建议和治疗方案，最大限度地保障患者的利益。

（七）心理干预管理

全科医生不仅关注患者的各种躯体疾病，还重视其心理健康。医院在发展全科医学的时候，力求提供特色服务，例如心理健康服务等，以实现"医养合一"的目的。全科医生会评估患者的心理状态，帮助患者缓解沮丧、抑郁、焦虑、恐惧等负面情绪。根据心理评估的情况，为患者提供相应心理支持与干预，通过积极的交流，提升患者自我管理能力和治疗依从性。医院致力于构建以生理—心理—社会模式为基础的持续、综合、协调的医疗服务体系。

（八）半年随访检查和效果评估

全科医学部定期开展随访检查和效果评估工作。例如，每半年对患者进行慢病相关疾病指标随访检查，计算心血管疾病风险值，评估干预效果，调整干预方案，提供连续的预防、诊疗与管理服务。在检查与评估的过程中，全科医学部开展个性化的评估与筛查，根据人群特征、健康状况和疾病风险，制定个性化的评估方案。全科医学强调加强学科合作，促进不同领域的专家合作，共同推进健康评估。不仅如此，还加强健康教育和宣传，提高公众对全科医学的认知度，增强他们对健康评估的参与度。

一站式胸痛MDT诊疗中心

急性心肌梗死的发病率和死亡率持续攀升，已成为我国人口死亡的主要原因之一。为提高急性胸痛的早期诊断和治疗能力，降低病死率和致残率，改善临床预后，中国心血管健康联盟从2011年开始便大力推进国家胸痛中心建设。"胸痛中心"，是通过院前急救系统与各级医院及院内多学科合作，构建区域协同治疗体系，旨在为急性胸痛患者提供快速准确的诊断、风险评估和适宜的治疗手段的快速诊疗通道。胸痛中心的建立旨在提高胸痛的早期诊断和治疗能力，减少误诊和漏诊，避免治疗不足或治疗过度的问题，以达到降低急性胸痛患者死亡率，并显著提高患者黄金120分钟救治效率的目的。[23]

国家高度重视心血管疾病医疗救治工作，在2015年和2017年分别出台《国家卫生计生委办公厅关于提升急性心脑血管疾病医疗救治能力的通知》《胸痛中心建设与管理指导原则（试行）》。2018年发布《卫生计生委　中医药局关于印发进一步改善医疗服务行动计划（2018—2020年）的通知》，要求在地级市和县域内，符合条件的医疗机构建立胸痛中心等。医疗机构内部实现各中心相关专业统筹协调，为患者提供医疗救治绿色通道和一体化综合救治服务，提升重大急性病医疗救治质量和效率。

案例分享

　　江苏省苏北人民医院（下文简称"苏北人民医院"）胸痛中心于2015年8月在扬州成立，2016年11月升格为国家级胸痛中心，2018年10月成为江苏省区域性胸痛治疗中心。中心整合心内科、急诊科、呼吸科、心胸外科、影像科、检验科、信息科、介入诊疗中心等多学科资源，优化医院急性胸痛"绿色通道"诊疗流程，打造一站式胸痛MDT诊疗团队。与扬州市急救中心（120）及覆盖扬州辖区各市（县）的20余家医学会单位和网络医院密切合作，将急性胸痛治疗延伸至院前，实现院前与院内无缝衔接，减少了胸痛患者的诊断和等待治疗的时间，大大提高了患者的治疗成功率和生活质量。

　　（一）微信群、App助力信息实时传送

　　建立"苏北胸痛院前急救微信群"及"扁鹊飞救胸痛助手App"，实现胸痛患者基本病情信息和心电图信息的实时传输。打通了网络医院—120急救车—抢救室—心内科之间的沟通通道，使心血管专科医师能在10分钟内响应并解读心电图，缩短患者整体救治时间。

　　（二）建立医院心肌梗死救治绿色通道

　　坚持胸痛优先，简化救治流程。将过去先检查、先住院、先手术的模式，调整为急诊手术后住院的模式。流程的简化使患者从就诊到手术开始的平均时间，由过去的120分钟左右，缩短到现在的45分钟左右，大大缩短了患者院内等待救治的时间，提高了抢救成功率。

（三）制定规范统一的急诊手术术前沟通流程和内容

使用简单易懂的语言，使患者家属在最短的时间内了解急性心肌梗死的危害和不同治疗方案的利弊，从而能够快速选出最佳治疗方案。通过流程的制定和改进，术前沟通时间由最初的30～60分钟缩短到现在的10分钟，为急性心肌梗死的治疗争取了时间。

（四）合理安排手术备班医师及导管室

苏北人民医院制定应急预案，规范急性心肌梗死的诊断与治疗流程，确保急性心肌梗死患者的经皮冠状动脉介入治疗（PCI）手术能随到随做，并保证在特殊情况下能同时进行多台急诊PCI手术。目前有5个心脏急诊介入小组轮流备班，并备有二线、三线手术医师，由科主任统一协调。充分的准备把许多急性心肌梗死的患者从死亡线上挽救了回来。

（五）开设心脏康复亚专业

急性心梗发生后，尽管病人通过紧急手术或者治疗保住了性命，但部分患者的心肺功能仍会受到严重损伤，导致愈后生活质量大大降低。如何让急性心肌梗死的病人从"活下来"变成"活得好"，这成了苏北人民医院胸痛中心关注的焦点。为此，他们让急性心肌梗死患者实施介入手术后的早期康复治疗，不仅缩短了住院时间，有效降低了平均住院日，还使心肺康复团队成为患者健康的"强心剂"，最终使患者受益。

（六）开设PCI术后随访门诊

PCI术后患者普遍因缺乏疾病自我管理意识而影响预后，由于院内康复时间有限，因此建立随访系统监督患者改变生活方式和控制危险因素能确保最终疗效。苏北人民医院胸痛中心对PCI术后所有患者进行了规范管理，旨在提高患者用药依从性和复诊依从性，进而减少并发症的发生，有效降低再入院率。不仅如此，医院还开设线上门诊，心血管科的所有知名专家均在线坐诊，为病人术后复诊提供了极大的便利。

医院简介

　　江苏省苏北人民医院，即扬州大学附属苏北人民医院，是南京医科大学扬州临床医学院、大连医科大学扬州临床医学院、徐州医科大学扬州临床学院。1994年被评定为江苏省首批9家三级甲等综合医院之一。医院连续4年在全国三级公立医院绩效考核中获得A+等级，最佳排名为全国第64名。

　　资料来源：江苏省苏北人民医院官方网站。

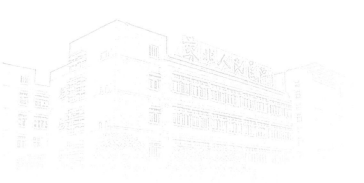

擦亮临床学科质量品牌

　　临床学科建设过程是一个长期推进、不断深化的内涵建设过程，既重要又复杂。它围绕技术特色、服务能力、质量安全、技术突破创新、专业影响力，重点开展前沿医学科研创新研究和成果转化，同时实施高层次医学人才引进和培养。此外，学科建设过程也是一个遵循规律、久久为功的品牌建设过程。在此过程中，坚持以人为本、生命至上，医院切实肩负起医疗使命，努力实现质量更好、效率更高、竞争力更强、影响力更大的发展目标。临床学科建设是医院医疗质量和业务管理的基本抓手，是医院品牌和声誉的基石。只有高质量的临床学科建设，才会有高质量医院的发展。

案例分享

　　心血管外科是广东省人民医院（下文简称"省医"）的重点专科，连续多年在复旦中国医院心血管外科专科排名中名列第3~5位。心脏大血管外科是省医心血管外科下的二级亚专科，以主动脉和其他大血管疾病诊治为主。2023年1月9日，在广东省第七届政府质量奖颁奖大会上，心脏大血管外科荣获"第七届广东省政府质量奖"，省医成为全省首家也是唯一一家获此殊荣的医疗机构。这是对省医心脏大血管外科在创新先进质量管理模式、推广先进质量理念、落实科学质量管理方法、擦亮临床学科质量品牌等方面的充分肯定。

（一）以技术、科研创新领跑专业赛道

在世界范围内，心血管外科被认为是一个极具挑战性的手术领域，其中大血管外科的难度更是被视为心血管外科领域内的巅峰挑战，其诊疗水平代表着一家医疗机构心血管外科，乃至整个医院的前沿综合实力。二十世纪九十年代，病人的迫切需求促使省医下定决心填补当时大血管外科这一专业领域的空白。医院派出专家赴国内、国外顶尖心血管病中心学习技术，开设大血管外科病区，大力支持学科发展。大血管外科实现技术跨越式进步，成为省医心血管外科又一个学科亮点。

广东省人民医院心脏大血管外科自开科以来，已完成心脏大血管手术1万余例，并多次援助非洲等医疗资源匮乏的地区和国家。该科室曾创下多项医疗纪录：包括完成了世界上最大的供受体体重比心脏移植；国内首例ABOi心脏移植；华南首例同期进行的夹层及心脏移植手术等。2022年6月，心脏大血管外科联合多学科连夜成功抢救了一名主动脉夹层高龄孕妇，母子平安，这一案例成为华南首例实现"四保住"（保住大人、新生儿、子宫、主动脉瓣）的孕妇主动脉夹层抢救成功案例。而在2023年，心脏大血管外科又联合多学科团队，为一名6岁的小患者顺利实施了胸腹主动脉置换术，创下全国儿童广泛型主动脉夹层人工血管置换年龄最小的纪录。

国际上（包括欧美发达国家），A型主动脉夹层的死亡率约为2%（我国为6%）。近五年来，省医在心脏大血管外科主动脉介入手术方面取得了显著成果，其住院死亡率为0（全国为1.5%），这一成绩居世界前列。此外，医院还针对急性主动脉综合征和老年心脏瓣膜病这两个心血管领域的热点难点，开展了创新性的基础和临床研究，研发并应用了多项原创性的疾病诊疗新技术、新产品。

（二）以管理创新提升医疗质量

主动脉夹层发病急、病情重，死亡率高，对患者来说时间就是生命。心脏大血管外科加强院前急救，通过早期介入提升患者救治率。同时加强多学科合作，打造快速无障碍的生命绿色通道，努力实现"患者上午来、下午手术；晚上来、第二天上午手术"，保证具备手术条件的患者能在最短时间内接受手术诊疗。省医心脏大血管外科的速度和效率在国内和国际上均处于领先地位。此外，大血管外科还创建全链条患者管理模式，覆盖防治、诊断、治疗、康复各个环节。同时，科室还建立了多学科诊疗模式（MDT模式），并将其作为治疗复杂重大疾病的一项重要制度来实施。

慢性病管理需要医防融合

所谓医防融合，就是将"治病"和"防病"结合起来，实现医防相互渗透、相互融合。通过有效连接、同步提供和协调医疗服务和预防服务，以提高疾病控制和预防的效果，减轻社会和医疗资源的负担，同时提升综合监督能力和创新监管能力，最终实现"以健康为中心"的目标。医防融合是健康中国战略和一系列制度安排的必然要求。

随着疾病谱的变化，慢性病已成为威胁我国人民群众生命健康的重要公共卫生问题，以医防融合为基础的健康管理服务可以有效地控制慢性病对人群健康的影响。医防融合是提高人群健康水平和生活质量，促进医疗卫生资源均衡分布，实现全民健康覆盖的有效途径。

案例分享

阻塞性睡眠呼吸暂停（OSA）是一种被严重低估的慢性疾病，常见于中年以上人群。它的特征是睡眠时反复呼吸暂停，进而引起缺氧和二氧化碳积累，导致一系列身体病理变化。它不仅会扰乱睡眠，导致白天嗜睡、疲劳、记忆力减退，还会显著增加患者发生心血管疾病、代谢性疾病、神经认知障碍以及交通事故的风险，从而导致患者劳动能力和生活质量严重下降，引起一系列社会问题。由于本病在睡眠中发病，发病方式较为特殊，因此患者常忽视其症状，而选择在伴随其他疾病，如高血压、冠心病、脑血管病、情绪障碍、口干、咽炎、阳痿等发病时就诊，这容易导致漏诊和误诊。

20多年来广东省人民医院欧琼教授课题组，对阻塞性睡眠呼吸暂停（OSA）及其相关疾病的防治进行了深入研究。针对OSA多器官损伤的瓶颈和早期诊疗不足，课题组积极推行医防融合策略，从医院到社区开展基础和临床研究，将研究成果应用于职业和社区OSA管理实践中。在此基础上，他们构建了一套OSA疾病早期筛查和早期治疗的理论体系和技术规范。

同时课题组围绕睡眠呼吸暂停对高血压、房颤、脑卒中、代谢性疾病等疾病发生发展的影响，制定了一套系统的睡眠呼吸系统疾病全周期管理方案。该方案涵盖高危人群筛查诊断、疾病危险因素干预控制、个体化治疗和长期管理等具体措施。

此外，项目组在基层积极推广睡眠呼吸诊疗适宜技术，培养基层技术人才，并主导完成了国内首个OSA早期诊断和治疗技术标准，创建了国内首个睡眠健康队列和大型生物样本库。

在2022年12月，欧教授团队的研究成果"阻塞性睡眠呼吸暂停多器官损害早期防治体系的构建与推广"获广东省预防医学会第二届科学技术奖一等奖。评审组对欧教授团队的工作给予了高度评价，认为他们通过从医院到社区对OSA的深入研究，成功提出该疾病医防融合的管理策略，实现早发现、早诊断、早治疗，为新时期慢性病防控提供了一种新模式。

开展日间手术提升患者就医体验

日间手术是指患者按照诊疗计划在一日（24小时）内入、出院完成的手术或操作（不包括门诊手术），因病情需要延期住院的特殊病例，住院时间不超过48小时。2019年，"日间手术占择期手术比例"被列为三级公立医院绩效考核体系监测指标；2021年，《国务院办公厅关于推动公立医院高质量发展的意见》明确提出，提高日间手术占择期手术的比例；2022年，国家卫生健康委办公厅印发通知，在此前推荐的日间手术病种和术式的基础上，整理归纳708个日间手术术式向全国发布。日间手术是一种医保、医院和患者共赢的高效的手术治疗模式，在保障医疗质量安全的前提下，已经被越来越多的医疗机构所采用。

案例分享

浙江大学医学院附属第二医院（下文简称"浙大二院"）积极响应浙江省医疗卫生服务领域深化"最多跑一次"改革行动，深化医疗服务模式创新，以改善患者体验为导向，推动日间医疗高质量发展。2005年浙大二院开始尝试探索日间手术管理模式，从最初的"分散管理"过渡到"集中管理"，再发展到"集中、分散混合管理"，经过十余年的不懈努力与流程改进，形成了适合广泛推广的、临床路径式"集中、分散混合管理"模式。2016年浙大二院成为浙江省日间手术技术指导中心，其床均手术量、手术总量（包括三四级疑难手术总量）、病例组合指数（CMI）均在全国领先，位列浙江省第一。

医院首创"三准入（病种准入、患者准入、医生准入）、三评估（入院前—术前—离院前评估）、三随访（手术前1天、术后24小时、计划随访）"的日间手术评估管理体系，使精细化管理贯穿治疗全程。形成了医师资质/日间手术患者/手术准入标准、工作随访、病历书写、麻醉规范、质量指标持续监测、应急预案等一系列标准化操作规范。医院致力于实现医疗安全和服务品质双提升。浙大二院以精细化管理、优质护理服务为抓手，融入以循证医学为基础的加速康复理念，在满足核心要求的前提下，摒弃原有的、繁琐的、不重要的术前准备工作，缩短围术期禁食禁水时间，促进患者早期活动和拔管，大大提高日间患者的就医体验。

经导管主动脉瓣置换术（TAVR）实现早期康复早期出院，成为浙大二院日间医疗的突破性事件。早在2013年初，浙大二院就已开展TAVR手术。历经8年沉淀，心脏瓣膜团队积累了上千例TAVR手术经验。

2020年3月，浙大二院成功实施了国际领先的极简式TAVR日间医疗"杭州方案"。该方案采用局麻联合浅镇静，术后恢复快，部分患者术后4小时内即可下地行走，并于次日出院。相较之下，传统的TAVR手术通常需要患者住院一个多星期。

目前，浙大二院已将TAVR"杭州方案"推广至全国乃至世界各地，并现场指导了全国27个省市、100余家医学中心进行该方案手术，为全球心血管病患者带来了福音，展现了中国医疗技术的创新与进步。

医院简介

浙江大学医学院附属第二医院，连续四年位居三级公立医院绩效考核全国前10，位列"自然指数"全球50强，是G20杭州峰会医疗保障定点单位及驻点单位。获得了中国质量领域的官方最高认可，荣获中国质量奖提名奖、浙江省政府质量奖。

资料来源：浙江大学医学院附属第二医院官方网站。

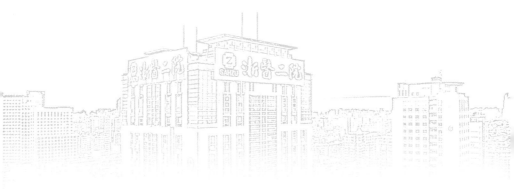

开展安宁疗护服务

安宁疗护，又称"临终关怀""舒缓医学"，即"hospice care"，是指为疾病末期或老年患者在临终前提供身体、心理、精神等方面的照料和人为关怀等服务，提高生命质量，帮助患者舒适、安详、有尊严地离世。同时，也为患者家属提供心理支持和人文关怀，帮助他们度过这一艰难时期。2017年2月，原国家卫生计生委办公厅发布了《安宁疗护中心基本标准及管理规范（试行）》和《安宁疗护实践指南（试行）》，以指导各地加强安宁疗护中心的建设和管理。

案例分享

中国医学院北京协和医院（下文简称"北京协和医院"）是中国安宁疗护事业的重要推动者。2012年，该院在北京市率先推行安宁疗护服务，定期开展院内安宁疗护会诊，设立安宁疗护门诊、提供在线诊断咨询服务，构建北京市安宁疗护网，推动临终关怀同质化发展。2020年12月，协和医院被北京市卫生健康委员会指定为北京市两家"临终关怀指导中心"之一。2022年，协和医学基金会舒缓医学专项基金携手北京荣德利生慈善基金会（简称"荣基金"）共同启动"安宁蒲公英计划"，致力于提升中国社会对安宁疗护理念的认知与接受度，促进安宁缓和医疗专业医护人才的培养，推动安宁疗护服务模式、服务内容、服务标准、服务规范的建立与完善。

（一）医疗实践

老年门诊。接诊对安宁疗护已有一定了解的末期患者和家属。对于不了解安宁疗护的末期病人，只要病人或家属有这方面的需求，门诊便会积极运用安宁疗护的理念为他们提供治疗和帮助。安宁疗护门诊服务可以很好地帮助末期病人及其家属，减轻病人的身心痛苦，减轻病人家属的心理痛苦，从而做到"生死两相安"。

病房实践。在老年科、肿瘤科、内科、国际内科、妇产科等安宁疗护团队核心成员所在的科室，运用安宁疗护的理念，妥善面对和处理重症及末期病人及其家属的各类问题，同时有针对性地为终末期病人提供专业化的帮助和支持。

院内安宁疗护会诊。缓解重症患者的症状，协助承受痛苦的家属释放情绪，这在一定程度上对缓解医患关系的紧张起到了很大的作用。[24]

（二）安宁疗护教学

北京协和医院在安宁疗护教学方面，注重跨学科合作，采取了一系列综合性和专业性的教学方法。

首先，在课程设置上。2014年，北京协和医院正式开设研究生舒缓医学选修课程；2018年，在本科八年制学生中开设舒缓医学选修课程；2019年，舒缓医学课程成了临床研究生必修课程。历经几年时光，舒缓医学课程实现了从选修课到必修课的发展，也被评为北京协和医院2020年校级研究生精品课程。

其次，在教学内容和技能培训上。舒缓医学课程注重理论知识与实际操作并重。该课程通过临床实践、案例分析、角色扮演等模块进行深入讲解，并对学生进行相关技能培训，如疼痛评估技术、沟通技巧、心理干预方法等，以使学生能更好地与患者和家属交流，为他们提供高质量的安宁疗护服务。

最后，在课程受众方面。2021年，北京协和医院的舒缓医学课程正式在网络平台上线，免费向公众开放，实现了从最初在医院研究生、八年制本科生中的"小众化"教学，到"公众化"传播的飞跃和突破。

（三）交流学习及团队建设

在内部团队建设方面，医院也坚持"走出去，请进来"相结合。医院遴选了几名核心团队成员前往安宁疗护发展较好的国家和地区进行学习，同时邀请海外学者来医院进行课程培训，以提高医院和国内的安宁疗护水平。2017年，医院护理部正式成立"缓和医疗专科护理小组"，致力于为病人及其家属提供全人、全家、全程的全方位照护，推动和实践缓和医疗理念。2018年9月，北京协和医院安宁缓和医疗组正式成立，该组联合众多科室的核心成员，遍布全院进行会诊工作，坚持不懈举办安宁缓和医疗培训班、院内安宁缓和医疗系列讲座、院内培训等活动，让缓和医疗的理念在全院广泛传播开来。2022年1月4日，协和医院安宁缓和医疗组正式挂牌开诊。

　　不仅如此，医院还积极吸纳志愿者、社会工作者、心理学家和营养师参与到安宁疗护的相关工作中。2013年12月，北京协和医学基金会设立"舒缓医学专项基金"。2019年，安宁缓和医疗组与荣基金结缘，共同积极推进安宁人才培养、"三级联动"安宁缓和医疗模式的建设、安宁理念宣教、学术交流、安宁志愿者培训等工作。

医工融合解决"卡脖子"问题

党的二十大报告提出，加快实现高水平科技自立自强，让更多更好社会民生科技创新成果为人民健康福祉提供有力保障。医工融合是推动现代科技面向临床医学与健康服务应用与发展的基本途径，是连接自然科学、工程技术和临床医学的桥梁。

所谓医工融合，即指医学与工程学的交叉融合，作为一种重要的跨学科合作模式，它结合了医学与工程学的优势，为医学事业的发展，注入新的动力和创新思维。公立医院作为医疗服务的主力军，应秉持开放原则，打破单位和地域的壁垒，利用好跨学科融合的"催化剂"，深入开展医工融合科技创新，明确融合目标、路径、方法、载体，以"卡脖子"和"临门一脚"科研项目为导向，构建多领域、多学科的一体化医学创新体系，使科技创新成果惠及人民健康，服务"健康中国"的国家战略。

案例分享

西安交通大学第一附属医院（下文简称"交大一附院"）以建设国家医学中心、打造医学领域"国之重器"为契机，肩负起实现高水平医学科技自强自立的使命担当。

（一）医工融合，攻克重点攻关任务

按照国家要求，交大一附院围绕人民健康的迫切需求，发挥医工交叉优势，聚焦器官移植、恶性肿瘤、心脑血管、高原病等领域，在医疗设备、诊疗技术和创新药物3个方面凝练9大攻关任务。特别是全球首台套超导重离子加速器装置的研发，国产ECMO（体外膜氧合，简称膜肺）设备的研发及应用，新型超强止血材料和设备的研发及应用，以及超声引导下肿瘤精准分辨技术的研发和应用……不仅提升了医学领域关键技术，还为服务国家战略需求贡献了交大一附院人的智慧和力量。

我国首台自主研发的超导重离子加速器即将问世，该设备的问世，将实现相关高端医疗设备的国产化，填补医用超导重离子加速器肿瘤精准治疗装置领域的空白。全球首款30W大功率半导体蓝激光手术系统，已广泛应用于泌尿、胃肠、妇产科等领域，完成了近200例临床应用。200W半导体蓝激光手术系统完成了176例临床应用。国产ECMO已完成3例患者临床应用，吸引多家企业洽谈合作。磁外科系列技术已在临床应用，其中腹腔镜下磁吻合器正在有序推进产业化。高频复合电脉冲肿瘤消融装置及电极导管系统的原理样机已经研制完成，即将开展临床试验。"跨区域智慧医院系统"已在全国36家医院投入运营，累计用户人次达410万，在线诊疗人次达104万。2021年西安疫情期间，该系统共提供1.8万人次在线服务，助力疫情防控。

（二）补齐短板，加强科研平台建设

交大一附院针对科研短板，加强科研平台建设。医院在西部科技创新港建设超过5000平方米的专职科研平台

MED-X研究院，整合院内科研资源，新建、改建了生物样本库、癌症中心、转化医学中心和临床研究中心等科研平台。加大科研项目支持力度，年均投入超过3000万元用于科学研究，先后获批多项重大科研项目，在国家自然科学基金重大科研仪器研制项目上也取得突破，在*Nature*等国际知名期刊发表多篇高水平论文。开展有组织的科研工作，以解决科研"疑难杂症"问题为目标，开设科研门诊；以提升科研水平为抓手，选派学科专家到科研部门挂职。

2022年，医院获批国家自然科学基金项目67项，立项项目和基金数量均创历史新高，在重点及人才项目获得上保持稳定增长。同年，在中国医院创新转化排行榜综合排名全国第8位，发明专利授权量排名第9位，专利转化量排名第5位。

医院简介

西安交通大学附属第一医院（简称"交大一附院"），是我国西北地区集医疗、教学、科研、康复、预防保健为一体的国家卫生健康委员会委管大型综合性三级甲等医院。在全国三级公立医院绩效考核中多年位居全国前列。目前，医院已入围国家医学中心首批"辅导类"创建单位。

资料来源：西安交通大学附属第一医院官方网站。

社会责任白皮书该披露点啥

　　企业社会责任概念是由英国学者谢尔顿（Oliver Sheldon）于1924年提出的。联合国教科文组织国际生物伦理委员会在其题为《社会责任与健康》的报告中呼吁，社会责任不仅适用于私营部门，也适用于公共领域，政府应承担保障公民获得健康基本权利这一社会责任。近年来，承担社会责任这一理念为医院管理提供了新的视角与模式，促使医院更加注重患者的需求、员工的福利和社会参与，进而为患者提供更加全面、高质量的医疗服务。

　　我国公立医院作为事业法人单位，是由政府举办、向全民提供基本医疗服务的非营利性医院。其社会责任应立足于基本国情，体现公立医院"公益性"，展现透明和道德的行为，主要表现为承担对政府、公众、患者及医务人员等关键利益相关者的责任。我国公立医院社会责任实施与相关信息披露是一个系统工程，广东省人民医院（下文简称"省医"）等多家公立医院正积极探索构建自身特色的社会责任披露制度。

2019年8月18日，在中国医师协会主办的第二个"中国医师节"庆祝大会暨第三届中国医学人文大会上，省医发布了中国首本医院社会责任白皮书——《广东省人民医院社会责任白皮书》。此后，省医每年都会定期发布社会责任白皮书。白皮书不仅彰显省医作为公立医院的社会责任，更成为医院高质量发展的"兴院之策"。

以《2022广东省人民医院社会责任白皮书》为例，该报告内容近3万字，整理资料300多份，编写历时5个月，采访部门10余个。该报告对标ISO26000社会责任报告标准，披露医院50多项关键责任指标，编制"大医精诚，76年始终坚定践行社会责任""医心为民，用高质量发展观建设高水平医院""步履不停，大爱之心投身社会公益""聚力共进，翻山越海屡攀科研高峰""尾声，有温度的人文医院"五大篇章。该报告有如下四个亮点。

（一）体现攀峰勇气，凸显医院高质量发展和专业特色

报告将医院置于新时代的环境下，阐述医院对医疗体制改革、服务质量提升等问题的反思与行动，展现医院积极参与社会治理的努力。以时间轴为线，记录了医院三年抗击新冠疫情的历程，彰显省医人披荆斩棘、护佑生命的坚守；以病例故事为鉴，展现了医院革新技术开拓患者治疗新天地的担当；以医疗数据为证，呈现了医院优化就医流程，以及促进高质量发展的有力举措；通过对比医院入选"登峰计划"高水平医院建设五年来，在科研、人才等领域相关数据的前后变化，展示了在"学科、平台、人

才"领域的飞跃进步……

（二）回应社会热点，凸显医院积极参与社会治理的努力

报告对医院、服务群体特征、新时代发展战略等进行了深入分析，编制五大篇章，围绕每个篇章设置高度概括的特色小节。比如，围绕"医心为民，用高质量发展观建设高水平医院"篇章，设置了"升级医疗技术""发展学科矩阵""优化就医流程""医用耗材控费"四个特色小节，有专题性、有代表性，系统地讲述医院责任行动故事，回应社会大众的关切。

（三）详略得当有所侧重，凸显医院多重维度社会责任

报告内容结合社会责任国际标准ISO26000，以及国家对公立医院坚持公益性、建立现代医院管理制度的要求，聚焦利益相关方关注或对医院高质量发展的核心内容，展现医院在履行社会责任方面的不同层次和范畴。报告既讲述科研、教学、医疗等方面的内容，彰显省医的专业高度，又讲述公益行动、对口帮扶、三年抗疫的历程，彰显省医的人文温度。

（四）设计扁平化明朗丰富，凸显医院的公益情怀

报告设计注重图文结合，采用有感染力的真实场景图片，辅以简洁的线条元素修饰。设计过程中摒弃了复杂和冗余的元素，使整体风格大气而明快，体现高水平医院的独特气质。尤为值得一提的是，每个篇章都加入了"篇章故事"，这15个在省医发生的真实故事让报告不再是单一的摆数据、讲成绩，而更是传递了直抵人心的温暖。

第 四 篇

新效能篇

　　提升公立医院高质量发展新效能，要完善公立医院运营管理体系，全面落实疾病医疗卫生与健康促进法等法律法规，为提升医院治理能力和水平提供法治保障；要加强全面预算管理，立足医院战略发展规划和年度计划目标，全面实施预算绩效管理，强化预算约束，促进资源有效配置和使用；要完善内控制度，加强关键成本消耗环节的流程管理；完善绩效评价机制，坚持和强化公益导向，全面开展公立医院绩效评价。

国考排名，高质量发展评价指标定向

一、国考

公立医院绩效考核被业内人士称之为"国考"。"国考"自2019年起，每年开展一次，已经覆盖全国97%的三级公立医院和60%的二级公立医院。"国考"用同一个指标体系、同一个数据平台、同一把尺子对全国公立医院进行综合分析，根据不同类别医院的功能定位、诊疗对象、专科特点分别进行排名，让不同类别的医院都能了解本院在全国同行中的位置和排名，找到差距。[25]

近年来，"国考"的"标尺"作用已经有所体现。越来越多的医院认识到"国考"对医院重构发展战略、提升精细化管理等带来了机遇，开始重视和加强"国考"指标分析和结果应用，积极运用"国考"结果分析医院内部管理的相关情况，明晰自己的长项，找准自己的短板，扬长避短开展医院精细化管理。瞄准标杆，持续改进，"国考"开始成为促进医院能力水平提升的动力。

二、高质量发展评价指标

为进一步推动公立医院高质量发展，引导二级及以上公立医院全面贯彻落实公立医院高质量发展的各项要求，推动实现"三个转变""三个提高"，国家卫健委办公厅同国家中医药局印发《公立医院高质量发展评价指标（试行）》①（简称《评价指标》）。《评价指标》在公立医院绩效考核相关指标基础上，按照公立医院高质量发展要求，充分考虑公立医院资源消耗、专科服务能力建设等内容，围绕党建引领、能力提升、结构优化、创新增效、文化聚力等五方面内容建立指标体系。为与公立医院绩效考核工作有机结合，国家卫生健康委员会将拓展"公立医院绩效考核管理平台"功能，升级形成"公立医院绩效考核与高质量发展评价平台"，嵌入《评价指标》所需数据，实现与公立医院绩效考核相关数据同步采集、质控、计算、分析、反馈。

国家卫生健康委员会医管中心相关工作负责人在接受媒体采访时表示，对公立医院的高质量发展，国家层面不会进行考核或排名。《评价指标》的评价重点更加聚焦于单体公立医院的内部发展情况，通过具体指标，引导医疗机构沿着高质量发展的方向去开展工作。该负责人强调，这是《评价指标》管理工具的价值所在。

可以看出，《评价指标》和公立医院绩效考核在主要内容上结构相似，但在具体指标上，根据医院类别不同又有所区别。作为党和政府推进公立医院高质量发展的两项重要制度安排，公立医院绩效考核能更好发挥"排名标

①关于印发公立医院高质量发展评价指标（试行）的通知［A/OL］.（2022-07-31）［2022-11-07］. http://www.nhc.gov.cn/yzygj/s3594q/202207/3324136282364655baa64f6e84fe0792.shtml

尺"和"助推器"作用，帮助医院找到差距，实现持续进步；而《评价指标》则能更好发挥"举旗定向"和"航向标"的作用，引导医院把准方向、行稳致远。

推进内控与合规管理协同融合

公立医院内部控制指的是，在坚持公益性原则的前提下，为了实现合法合规、风险可控、高质高效和可持续发展的经营目标，医院内部建立的一种相互制约、相互监督的业务组织形式和职责分工制度；是通过制定制度、实施措施和执行程序，对经济活动及相关业务活动的运营风险进行有效防范和管控的一系列方法和手段。

根据《公立医院内部控制管理办法》，医院内部控制应以经济活动及相关业务活动的有序开展为主线，以内部控制的量化评价为导向，以信息化为支撑，突出并规范对重点领域、重要事项、关键岗位的流程管控和制约机制，建立与本行业和本单位治理体系和治理能力相适应的、权责一致、制衡有效、运行顺畅、执行有力的内部控制体系，达到规范内部权力运行，促进依法依规办事，推进廉政建设，保障事业发展的目标。

与内部控制一体两面的是合规管理。内部控制存在的目的在于控制风险，合规管理是基于法律法规、规章规则、政策要求与监督、社会承诺的遵守与执行的维度提出的体系思路。无论是内控还是合规，其基础都是制度流程。处理好外部监管规则与内部制度流程，以及内控与合规的关系，是内控与合规管理的基础，也只有这样才能找到"内控与合规管理的价值"。公立医院内部控制与合规管理的体系构建，以"业务与管理流程"为基础，以"目标—风险—措施"为实施逻辑，识别需要建立或改进的关键控制点，并按照"流程—权限—表单"的要素构建结果内容，实现内部控制与合规管理体系的一体化融合。

案例分享

湖北省中医院遵循"目标→风险→控制"的内部控制核心理念，从医院战略目标出发，提出以过程控制和信息化载体为手段，按照"培训→诊断→优化→信息化"的体系建设总体思路，构建以风险为导向的经济运行内控管理体系，建立了"分阶段、分步骤、分批次"的逐步实施流程，有效保障了医院内部控制的实施。

内部控制信息化建设的总体思路是：以全面预算管理为主线，对医院内部各项工作流程、风险点和控制要求进行全面了解和分析。通过预算编制、发布、执行、调整、分析、考核的全业务流程，将医院的支出、采购、物资、合同、资产、科研、教务、人事、成本、绩效等经济和业务管理活动衔接起来，整合医院内部的信息化资源，包括人员、设备、软件等，加强各系统之间的业务整合和协同运行，实现资源共享和优化配置。真正实现预算对医院经济运行活动的硬约束作用，提高内部控制的效率和准确性，确保控制目标的实现，促进医院高质量发展。

运营内控管理系统涵盖了多个模块。首先是制度流程与组织职责管理模块，包括医院内部决策分析、规章制度和工作流程的管理，医院各部门的组织结构、人员编制、职责分工的管理等。其次是财务管理模块，包括预算管理、成本控制、财务报表等；再次是人力资源管理模块，包括人员招聘培训、人事档案管理、绩效考核薪酬福利等；还有内部审计模块，包括合同管理、供应商平台管理、采购、物资管理等，这些模块可以根据医院的具体情况和需求进行定制和整合。

医院内控管理系统以全面预算管理为核心，将医院战略规划和日常经营活动连接起来，并将全面预算管理贯穿于各项经济经营活动中。以成本管理和绩效管理为两个重要工具载体，提前识别和评估潜在风险，真正实现预算控制关口前移，做到"上接预算源头、下连财务核算"，有效打通从预算到支付核算再到决算的单位资金大循环，为医院提升运营管理效率提供了有效支撑，从而提升了医院的战略执行力。

考虑到医院现有的财务核算、医院管理信息系统、电子病历等业务系统在医院运营管理中的重要作用，湖北省中医院在构建经济运行的内控管理制度过程中，高度重视与这些现有系统的对接与整合，以避免资源的重复浪费，防止"信息孤岛"的形成。[26] 通过内置的接口平台，可以自动提取和处理其他系统的数据，并进行多维度的统计分析，为管理和相关部门的决策提供支持。

医院简介

　　湖北省中医院是国家中医药管理局首批全国示范中医院、国家中医临床研究基地，国家药物临床试验机构、湖北省中医药数据中心，是"四位一体"发展的省级三级甲等中医院。

　　资料来源：湖北省中医院官方网站。

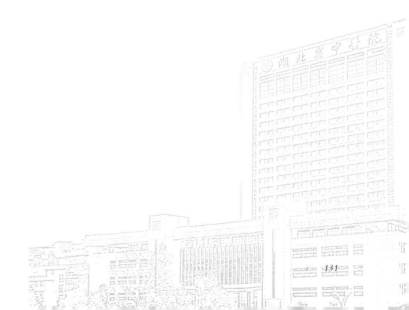

DRG支付改革驱动价值医疗

哈佛大学商学院教授Michael Porter在2006年出版的 *Redefining Health Care Creating Value-Based Competition on Results* 一书中首次提出价值医疗（value-based healthcare, VBHC）概念。VBHC是以患者为中心，在整个医疗过程中充分考虑患者的需求和体验，通过监测患者的医疗效果，控制医疗资源的消耗和成本，为患者提供更高价值的医疗服务。它实质上关注质量、安全、患者体验和成本之间的关系，它的核心在于提升医疗质量和医疗效果，同时降低医疗费用。

价值医疗的核心是降低医疗成本，提高医疗质量和疗效。2016年，中国政府联合世界银行、世界卫生组织发布《深化中国医药卫生体制改革——构建基于价值的优质服务提供体系》报告，标志着价值医疗在中国"诞生"。要实施"价值医疗"需要将医保、医疗机构、药企、患者等环节串联起来，形成价值链闭环。疾病诊断相关分组（DRG）支付改革是实现"价值医疗"的一项医保政策措施。

所谓DRG，全称为diagnosis related groups，即疾病诊断相关分组，根据病人年龄性别、主要诊断、疾病严重程度及合并症、住院天数等，将临床特征与医疗资源消耗相近的病人分入同一组，以组为单位打包确定价格、收费、医保支付标准，[27]目前全世界已有40多个国家和地区实行DRG支付。

案例分享

　　浙江是全国首个在医保支付领域全面实施DRG支付的省份。浙江大学医学院附属第一医院（下文简称"浙大一院"）作为DRG首创的全国样板，建立了DRG战略管理闭环，推动DRG付费改革下的精益管理实践。具体举措包括：第一，进行顶层设计，建立DRG专门领导小组和工作组，构建医院、职能部门、临床部门三级管理体系，建立管理MDT团队；第二，强"基建"，重视病案质量，构建标准术语集，加强医疗数据治理；第三，练"内功"，对全员进行政策普及与培训，提高医生病历书写质量，提高医保人员和编码员能力，提高数据分析与运营管理能力；第四，重"联动"，建立多部门专项工作职责，构建协作机制，发挥整合型团队作用；第五，抓"落实"，通过对运营数据的动态监控，问题的跟踪与逐层落实以及数据动态管理，实现了更好的成本控制。通过内部管理组织变革、目标计划的改进、多重保质降耗措施的实施、绩效结果跟踪反馈等闭环管理手段，浙大一院成功推动"价值医疗"真正落地，具体表现如下。

　　（一）"三医"治理与学科建设相协调

　　充分发挥"三医联动"的作用。在"医保"方面，医院做好支付方式改革，用财政资金服务广大人民群众，获得优质医疗保障。在"医药"方面，减少药品和耗材的滥用，为医院进一步控制成本创造条件，为价格调整腾出空间。在"医疗"方面，医院改变运行方式，转变为"控成本、盈利"的运行模式，在调动医生积极性的同时规范行为，使医疗运行更加高效、精准。最终通过DRG绩效评估各专科竞争优势，整合医院竞争优势。

（二）业财融合与精益管理实现绩效价值

业务与财务的深度融合让医院的营收模式发生了重大改变，从"项目导向"变成了"疾病导向"，意味着收入与疾病和项目无关。同时，医院成本控制模式发生了重大转变。在过去，各项业务工作的目标是"量"，病人、床位、收费越多越好，而现在，则更注重"运营成本控制"，即医院成本控制与医疗行为密切相关，必须与临床路径的实施紧密结合，努力达到质量与成本的最佳平衡。

此外，医院对于绩效管理与分配政策也做出了重大调整，绩效考核与分配成了指挥棒。在这种背景下各项财务职能重要性排序也得到重新定位，预算管理在医院管理层面越来越重要，业务与财务融合的重要性和必要性也更为突出，这对管理人员的综合素质和专业能力提出了更高的要求。

医院简介

浙江大学附属第一医院（简称"浙大一院"）是首批"辅导类"国家医学中心创建单位、全国公立医院高质量发展试点单位、国家传染病医学中心、综合类别国家区域医疗中心牵头单位、建立健全现代医院管理制度试点医院。

资料来源：浙江大学附属第一医院官方网站。

36 全面加强医院成本管控

全面加强医院成本管控攸关医院生存与发展。受到药品耗材成本加成的取消、多元复合式的医疗保险支付政策的推行，以及新冠疫情的暴发等因素影响，医院的运营成本呈现刚性上涨，医院的收入水平大幅度减少。如何有效控制成本，成为医院管理面临的重要问题。

案例分享

近年来，上海交通大学医学院附属仁济医院（下文简称"仁济医院"）坚持公益性，将成本管控作为医院高质量可持续发展中的重要工作，用成本管控提升医院内涵建设、提高医院运行效率；用成本管控优化服务流程、规范医疗行为、提升患者满意度；将成本管控与学科建设和人才培养、节能减排和绿色医院建设紧密结合。优化医疗资源配置，加强科学化、精细化管理，发展新质生产力，走出了一条"高效、集约、可持续"的高质量发展之路。

（一）抓牢关键环节，降低卫生材料成本

耗材管理是医院成本控制的重要组成部分。高值医用耗材是其中的重中之重，其精细化的全生命周期管理同时兼具物流及财务管理的意义，能推动智慧医疗服务发展。

仁济医院把耗材使用情况逐月统计作为一项重要的管理任务来抓。通过对各部门耗材使用的统计、跟踪、评估、考核，了解其耗材的使用情况、成本控制以及可以改进的领域。对高值耗材用量较大、耗占比较高的重点科室进行持续用量监测，一旦发现异常就及时提醒干预。不仅如此，还把耗材使用与科室、科主任绩效密切挂钩，督促其充分认识耗材使用的重要性，增强责任感和使命感，确保耗材管理制度有效实施。

通过各种措施的严格管控，在全国三级公立医院绩效考核中，仁济医院"重点监控高值医用耗材收入占比"指标逐年下降。耗材准入方面，医院在保障临床应用安全的前提下，打破高价进口产品的垄断地位，鼓励国产化产品的替代。收费耗材全部通过上海医疗器械阳光平台采购，控制价格降低成本。一般耗材则公开招标，减少产品规定，按量换价。

（二）提高议价能力，管控检测试剂成本

体外诊断试剂约占医院卫生材料支出的20%，不仅是医疗业务开展的重要保障，也是医院成本管控的重要环节。然而，由于其种类多、更新快、消耗大、库存管理复杂等特点，体外诊断试剂一直是医院成本管控的重点与难点。从2018年起，仁济医院采购管理部联合检验科、病理科等部门，对医院使用的所有试剂进行整理分析、市场调研，建立试剂数据库，实施精准库存管理。建立成本分析制度，详细制定调价方案，对体外诊断试剂成本进行评估分析后与供应商重新议价，约定价格、数量、供货周期等条款，以稳定试剂的供应和降低成本。经过三年的努力，试剂成本率大幅下降，从2017年的平均60%下降到2020年的43%，已低于全市同级医院的平均水平。

（三）创新管理平台，提升资源产出效用

医院创新管理平台的建设可以从多个方面进行，其中包括提升资源产出效用。首先建立信息化平台，实施资产运营系统化建设，集成院内现有RIS（放射科信息系统）、手麻信息系统等，打造装备管理大数据平台，实现医学装备数字化管理。其次引入智能化技术，打通了原先封闭的医疗设备数据网络，如利用人工智能技术对设备故障、维护成本、资产价值、设备备件消耗、大型放射类设备效能等进行分析，并实现互联互通互享；最后加强内部控制与风险管理，对大型医用设备的采购、使用、维护、报废等环节进行管理和监督，同时加强风险管理，科学预测和应对资产管理过程中的风险和挑战，为临床有序就医提供参考依据。

（四）分级分类评估，减少设备维保支出

有效的设备维保策略可以增强医院的成本控制能力，提高整体运营效率，是医院在激烈的市场竞争中提升自身竞争力和综合水平的重要途径之一。

医院首先采取分级分类不同维保的策略，将医院上万台的设备分为三类，第一类是高损耗大型设备（如CT、DSA等），采取全险策略；第二类低损耗大型设备，采取不包括灯泡的保修策略；第三类低故障发生率的设备，选择加强日常维护的方法。

其次建立监管保养制度，提高重点科室（如骨科、重

症监护室、急诊科等）和关键设备的检查频率，定期巡回检查，提前发现问题，避免严重故障，降低维护成本。

最后建立维修"会诊"制度，加强临床使用规范化操作与日常维护培训，减少因使用不当而造成的故障维护和损失，降低维护成本。

（五）推进节能减排，建设绿色医院

仁济医院大力推进节能减排，将建设节约型绿色医院作为可持续发展的路径之一。医院进一步完善了节能减排目标任务、监督机制、考核办法，把节电、节油、节水、减排作为控制重点。通过信息化、智能化的创新技术，医院提高资源利用效率、降低运营成本、改善患者就医环境。在2020年全国三级公立医院绩效考核中，仁济医院在能耗支出相关指标上获得了满分。

绩效分配改革激发医院内生新动力

医院绩效分配改革旨在突出价值导向，强化激励效应，建立符合医疗行业特点、体现知识价值导向的公立医院薪酬体系。2017年，国家启动公立医院薪酬制度改革试点。2021年，在国务院政策例行吹风会上，国家卫健委体制改革司司长许树强在介绍要如何进一步调动医务人员积极性时说，公立医院要"建立以体现岗位职责和知识价值为主的薪酬制度"。随后，人社部、财政部、国家卫健委等五部委联合印发《关于深化公立医院薪酬制度改革的指导意见》[①]，提出"在核定的薪酬总量内，公立医院可采取多种方式自主分配"。

案例分享

华中科技大学同济医学院附属协和医院（下文简称"协和医院"）自2018年起，根据政策要求和现行分配制度存在的突出问题，规划了分序列薪酬制度的顶层设计，

---

① 《关于深化公立医院薪酬制度改革的指导意见》印发［A/OL］.（2021-08-28）［2024-03-01］. https://www.gov.cn/xinwen/2021-08/28/content_5633894.htm?eqid=dc76f776000c18ea0000000364891894

分步实施医师、护理、医技、管理各序列薪酬分配改革，探索建立以岗位职责为主要体现、以知识价值为导向的绩效考核和薪酬分配制度，推动医院转型和高质量发展。

（一）破旧立新，建立更加科学精细化的管理体制

当前我国医院大都实行院科两级管理制度，科室是医院医疗技术活动的基本单元，科主任是科室的第一"责任人"。协和医院勇于打破科主任负责制，进行了医疗组负责制的实践和探索。以医疗组为单位进行考核，考核结果与绩效分配、组长评聘、资源配置挂钩。不仅如此，医院还打破医护一体化管理模式，实现医护分离，护理由护理部垂直管理，保持各护理病区绩效考核与分配的自主权限。

（二）构建岗位绩效，突出不同序列不同岗位价值

通过点值法（resource-based relative value scale, RBRVS）即基于资源的相对价值体系，来考核直接工作量，从而体现医师、护理、技术人员的知识、技术和劳务价值。对参与三级公立医院考核管理的管理岗位人员实施考核，以充分体现岗位差异。引入难度系数考核和护理病区风险等级评价考核，以反映劳动过程中的风险程度。

（三）以效率和质量为导向，提高存量资源效率、有效控制成本

开展医疗质量和护理质控考核。动态精细化核算床日与手术间成本，按照资源占用和手术时长进行成本考核，以引导医疗资源高效利用。基于大数据建立病种、病组资源消耗模型并测算病组成本，将DRG成本费用管控情况与医疗组绩效挂钩，"超支倒扣，结余奖励"。增加对平台医技科室预约等待时长和工作质量考核，引导医技科室提高效

率和质量，实现边际效益最大化。

（四）分配改革，实施"一次分配为主，二次分配为辅"

为了调动职工的积极性，医院打破原有的100%科室统筹分配管理机制，以岗位工作量和价值为主导进行绩效分配，弱化职称和工龄，拉开岗位差距。绩效分配实行两次分配——第一次分配80%直接至个人，剩余的20%则进行统筹二次分配，真正实现"多劳多得、优劳优酬"。但也要力求公平公正，加强对绩效二次分配的监管力度，通过信息化手段进行预警监测。

分配改革调动了职工的积极性，增强了公立医院的公益性，促进了医院经济效益和社会效益的双提升。在分配改革的促进下，医院门诊量、住院工作量、手术工作量都持续稳步增长，而平均住院天数逐年缩短，平均住院费用和门诊费用持平甚至略有下降。医院的核心竞争力得到提升，病例组合指数（CMI）、三四级手术占比、疑难病例治疗能力等指标进一步提高，诊疗技术水平不断提升。在2020年度复旦版中国医院排行榜上，华中科技大学同济医学院附属协和医院首次进入前十，改革让医院在患者的满意度和员工的获得感上获得双"丰收"。

医院简介

华中科技大学同济医学院附属协和医院是国家卫生健康委直属（管）的综合性公立医院、"双一流"高校附属医院（第一临床学院），国家首批三级甲等医院、全国百佳医院，荣获全国五一劳动奖状、全国文明单位等荣誉称号。医院获评全国先进基层党组织、全国抗击新冠肺炎疫情先进集体。医院入选全国首批区域医疗中心建设输出单位。

资料来源：华中科技大学同济医学院附属协和医院官方网站。

第 五 篇

新动力篇

公立医院高质量发展需要多方面的动力支持，政府投入、政策支持、资源配置、人才队伍建设、管理机制创新以及激发内生动力等都是推动公立医院高质量发展的重要因素。只有全面提升这些方面的能力和水平，才能实现公立医院的高质量发展目标。

构建集体领导力与公立医院高质量发展的关系模型

《国务院办公厅关于推动公立医院高质量发展的意见》（简称《意见》）把坚持和加强党对公立医院的全面领导作为其中一条主线，强调全面执行和落实党委领导下的院长负责制，公立医院党委发挥把方向、管大局、作决策、促改革、保落实的领导作用，集体研究决定重大问题。[①]要加强党对公立医院的全面领导和党的建设，领导班子是关键。公立医院高质量发展需要强大的集体领导力。为此，有必要构建集体领导力与公立医院高质量发展的关系模型，借此引导实践、推动工作。

一、构建公立医院高质量发展可视化模型

《意见》的核心要义是"1113335"，三个"一"是：一个中心，即以人民健康为中心；一个目标，即以高质量发展为路径，建立健全现代医院管理制度；一条主线，即坚持和加强党对公立医院的全面领导。全面执行和落实党委领导下的院长负责制，公立医院党委发挥把方向、管大

---

①国务院办公厅关于推动公立医院高质量发展的意见[A/OL].（2021-05-14）[2022-12-07]. https://www.gov.cn/gongbao/content/2021/content_5618942.htm

局、作决策、促改革、保落实的领导作用，集体研究决定重大问题。三个"三"就是三个"转变"，即力争通过5年努力，公立医院发展方式从规模扩张转向提质增效，运行模式从粗放管理转向精细化管理，资源配置从注重物质要素转向更加注重人才技术要素；三个"提高"，即实现质量、效率和待遇的提高，把待遇的提高放到了重要的位置，提高待遇，增强医务人员的获得感、幸福感、安全感；三个"化"，即建成人性化、功能化、智能化的现代化高质量发展医院。一个"五"是五个"新"，即五个重要具体任务，构建新体系、引领新趋势、提升新效能、激活新动力、建设新文化。

二、个人领导力、集体领导力、组织领导力相互作用因素及作用机制

公立医院领导力建设涵盖个人领导力、团队（集体）领导力和组织领导力等三个主体要素，领导班子集体领导力从"个人—班子团队—组织运营—组织能力和敬业度—医院绩效"层层推进，通过组织运营、组织能力和敬业度这一路径最终影响医院绩效。

三、集体领导力与医院高质量发展的紧密关系

将集体领导力作为公立医院高质量发展的一条主线（坚持和加强党对公立医院的领导）的核心构件嵌入到公立医院高质量发展模型之中。即围绕一个中心（以人民健康为中心）的价值追求和一个目标（以高质量发展为路径，建立健全现代医院管理制度），通过提升集体领导

力，推动发展方式、运行模式、资源配置发生三个"转变"，医院运营实现三个"提高"（提高效率、提高质量、提高待遇）、三"个化"（人性化、功能化、智能化），以及医院绩效完成五个"新"（构建新体系、引领新趋势、提升新效能、激活新动力、建设新文化），实现公立医院高质量发展，为更好提供优质高效医疗卫生服务、防范化解重大疫情和突发公共卫生风险、建设健康中国提供有力支撑。

公立医院高质量发展呼唤集体领导力

党的二十大报告指出，高质量发展是全面建设社会主义现代化国家的首要任务。随着社会经济的快速发展和人口老龄化趋势的加剧，公立医院面临着越来越多的挑战和机遇。高质量发展背景下，作为我国医疗服务体系的主体，公立医院始终坚持党旗引航，勇立时代潮头，在体系、技术、模式、管理、服务等各个领域构建新体系、引领新趋势、激活新动力、建设新文化。这些都呼唤公立医院领导班子深入贯彻新发展理念，团结奋斗，坚持集体领导，为事业成就赋能。

集体领导是中国共产党的最高原则之一，是在中华优秀传统文化与社会主义制度相互交融的文化背景之下应运而生的实践与理论总结。2018年6月，中共中央办公厅印发《关于加强公立医院党的建设工作的意见》（简称《意见》），强调"公立医院实行集体领导和个人分工负责相结合的制度"[①]。清华大学经济管理学院领导力与组织管理系主任杨百寅团队的研究表明，集体领导不是领导个体简

[①]中共中央办公厅印发《关于加强公立医院党的建设工作的意见》[A/ OL].（2018-06-25）[2022-10-20].https://www.gov.cn/zhengce/2018-06/25/ content_5301208.htm

单松散地拼凑叠加，而是科学有序的排列组合。

集体领导力就是领导集体在计划、组织、决策、控制等过程中表现出的领导力。集体领导主要呈现如下几个特点：①领导集体是整个企业的领导核心；②组成人员既有分工又有合作；③民主集中的决策机制；④集体主义价值观下顾全大局乃至自我牺牲的精神；⑤有共同的理想和价值观。集体领导的核心基础是集体主义价值观，集体领导成员一般拥有以大局为重、整体利益至上的价值观。但是，集体主义价值观并不否认个人利益，而是把个人利益和集体利益有机结合。集体主义认为个人利益和价值的实现，依赖于组织整体价值的达成。

在西方理论界，领导科学也似乎意识到了集体领导的长处，并开始探索与集体领导相关的一些概念和理论。近年来，西方提出共享型领导（shared leadership）、分布式领导（distributed leadership）、授权型领导（empowering leadership）和参与式领导（participative leadership）等与集体领导比较接近的概念。

公立医院集体领导是指由医院领导团队共同讨论和决策重大问题，避免因个人决策可能带来的风险。根据《意见》规定，公立医院实行党委领导下的院长负责制，党委等院级党组织发挥把方向、管大局、作决策、促改革、保落实的领导作用。凡属重大问题都要按照集体领导、民主集中、个别酝酿、会议决定的原则，由党委集体讨论作出决定，并按照分工抓好组织实施。在集体领导模式下，一方面明确每个成员的职责和分工，建立个人分工负责制度；另一方面充分发扬民主，广泛听取各方意见，避免个人或少数人擅自决策。同时建立科学合理的考核机制，对医院领导班子的工作绩效进行定期评估，及时发现问题并加以改进。这种集体领导模式可以增强决策的科学性和民主性，避免决策失误和权力滥用，同时，它还能帮助公立医院院长等领导者在面对复杂的医疗环境和各种风险时，更好地履行他们的职责。

叙事领导力：用故事凝心聚力

在《红星照耀中国》这本书中，美国记者埃德加·斯诺记录了毛泽东、彭德怀等老一辈中国领导人用"春水一般清澈的言辞"，深情讲述《延安故事》，解释中国革命的原因和目的。从与红军战士、农民、工人、知识分子的质朴对话中，我们可以清晰地感知到他们的精神力量和热情愿望。中国共产党人善于通过讲故事的方式向国内外传播理念、树立形象，这已然成为共产党人的优良传统。

"伟大的时代孕育伟大的故事，精彩的中国需要精彩的讲述。"习近平总书记作为中国故事的第一主讲人，就曾多次强调要讲好中国故事，传播好中国声音，加快构建中国话语和中国叙事体系。总书记擅长用有血有肉的人物、形象生动的细节、深入浅出的表达，把中国故事讲述得激荡人心，把中国道路讲述得引人入胜。[28]

讲故事的过程是关系联结的过程，其中信任最为不可或缺。信任的核心驱动力有三个：本真、逻辑和共情。当人们认为自己在和真实的对象交往（本真）时，对交往对象的判断和能力抱有信心（逻辑），感受到对方对自己的关心（共情），他们就会更容易信任交往对象。叙事领导力就是要构建这样一套稳定的信任信号模式。通过讲故事激发灵感，帮助人们理解复杂的主题，建立韧性和联系，获得价值意义和目标感。故事发挥凝心聚力作用，能带给群体共同想象的空间，并推动集体行动，具备一种变革性的力量。

在推动公立医院高质量发展进程中，医院领导们通过叙事（讲故事），构建有意义的领导力；医院职工通过叙事（讲故事），营造有温度的人文医院环境。通过讲事实来说服人，讲形象来打动人，讲情感来感染人，讲道理来影响人。在讲故事的过程中，我们笃信并赋能于每一位员工，激励员工发挥其最大潜能；在讲故事的过程中培养社会主义核心价值观，塑造成长型思维文化，增强团队凝聚力和向心力；在讲故事的过程中建立起共情桥梁，为医护人员、患者及其家属提供心灵栖息地，共建温馨家园。

北京协和医院自2017年起，持续开展"老专家口述历史"文化传承教育项目，将前辈们珍贵的个人记忆汇聚成宝贵的协和记忆、国家记忆。同时，协和医院每年举办系列医学大家诞辰纪念活动，开展"协和杰出贡献奖"评选活动，引导全院职工向协和前辈致敬学习。系统开展院史研究，引领新一代协和青年沿着大师的足迹赓续奋斗。以丰富的形式载体讲好协和故事，为医院高质量发展凝聚强大动力。

加强复合型管理人才队伍建设

促进卫生健康事业高质量发展，推动健康中国建设，人才是第一资源。《公立医院高质量发展促进行动（2021—2025年）》文件要求，到2025年基本建成支持公立医院高质量发展的专业技术和医院管理人才队伍。可见，复合型的医院管理人才与专业技术人才都是公立医院高质量发展的必然要求和应有之义。

复合型管理人才对医院的重要性不言而喻，他们既懂医学，又懂管理；他们勇于创新，敢于决策；他们善沟通，会合作，具有杰出的领导能力；他们有"人民至上、生命至上"的服务理念和"敬佑生命、救死扶伤、甘于奉献、大爱无疆"的职业精神。他们能做到既政治过硬又本领高强，既实事求是又与时俱进，既忠诚敬业又精通专业，既秉持理性又满怀激情。

公立医院要加强复合型管理人才队伍建设，注重培养和任用专业化、复合型管理人才，打通管理与业务双向交流的"循环通道"，将"双向进入、交叉任职"延伸到基层一线，从组织层面为复合型人才搭建有效的成长通道和历练平台，针对不同来源、不同阶段的复合人才，开展分类分层的能力提升计划。

案例分享

为推动医院高质量发展，南京大学医学院附属鼓楼医院（下文简称"南京鼓楼医院"）致力于打造人才引擎，实施"五大人才"培养计划——高峰人才"领航计划"、复合型人才"青藤计划"、学科骨干人才"后浪计划"、青年拔尖人才"尖兵计划"、科研型人才"毓秀计划"，旨在培养一批医学科学家和一支复合型、职业化现代医院管理队伍。[29]

"青藤计划"旨在培养复合型的人才，采取临床导师、管理导师"双导师"机制，探索实施党建带头人、学科带头人"双带头人"工程，把优秀的党员培养成学科带头人或者学科后备带头人，将学科带头人培养为党建带头人，锻造出一支既懂技术又懂党政管理的复合型人才队伍。

2020年，医院公开选拔22名复合型优秀青年至机关职能部门处级岗位进行培养锻炼，将人才放到重要工作一线、重大任务前沿摔打磨砺，并组织复合型人才赴井冈山现场教学。2021年，31名优秀青年党员脱颖而出，平均年龄40岁，且均为博士研究生学历和高级职称，大部分还有海外学习经历。

这些复合型人才分批赴北京、上海、重庆、武汉、南京的17个院士团队开展为期半年的学习。在院士团队的师承教育和对标学习中，他们集中精力攻关疑难危重症的诊断治疗技术，学习并合作开展前沿医学科技创新研究。同时，他们也传承院士团队的服务国家需求、担当引领医学发展重任的精神，不断提升自身核心能力，带动南京鼓楼医院医疗水平迈上新台阶，为完善全市公共卫生体系作出有益探索。

医院简介

南京大学医学院附属鼓楼医院（简称"南京鼓楼医院"），是中国最早的西医院之一。该医院是全国首批建立健全现代医院管理制度和国家公立医院高质量发展"双试点"医院。牵头骨科、妇产、风湿免疫、内分泌4个国家区域医疗中心建设，参与综合类、癌症、心血管3个国家区域医疗中心建设。

资料来源：南京大学医学院附属鼓楼医院官方网站。

激活院长职业化精神

2023年10月22日，中国共产党第二十次全国代表大会在北京人民大会堂胜利闭幕。蓝图已绘就，号角已吹响，奋斗正当时。聚焦高质量发展时代主题，共谋公立医院建设时代答卷。

"人民对美好生活的向往，就是我们的奋斗目标。"改革开放40多年来，中国政府始终致力于医疗服务体系建设，提升医院能力，深化体制改革，中国公立医院已经到了从"量的积累"转向"质的提升"的关键期，改革与发展的着力点已经聚焦于提升质量和效率上。[30]

2021年5月，《国务院办公厅关于推动公立医院高质量发展的意见》①的发布，标志着公立医院发展迎来关键期，发展的核心转向实现"三个转变、三个提高"，即公立医院发展方式要从规模扩张转向提质增效，运行模式要从粗放管理转向精细化管理，资源配置要从注重物质要素转向更加注重人才技术要素。从而提高医疗服务质量、效率和医务人员积极性。这"三个转变""三个提高"，是赋能公立医院新质生产力，促进其高质量发展的关键策略。

---

① 国务院办公厅关于推动公立医院高质量发展的意见[A/OL].（2021-05-14）[2022-10-26].https://www.gov.cn/gongbao/content/2021/content_5618942.htm

诚然，实现经济高质量发展，离不开追求质量变革、效率变革、动力变革的企业家和企业家精神的作用。同样，公立医院高质量发展，也离不开医院领导人的作用，尤其离不开院长职业化精神的作用。院长要以管理为主业，具备前瞻思维、开阔视野的实务魅力，能引领医疗高质量发展潮流，能创新性提高医院经营管理水平，能全面提升医院的品牌和管理质效，能有效应对新形势下医院管理的难点与痛点。这些特质与企业家的精神相契合。

"医而优则院"，长期以来，我国的医院院长大多来自于医疗人才，院长往往主业是医生，副业是院长。早在1997年，《中共中央、国务院关于卫生改革与发展的决定》中就明确提出：要"高度重视卫生管理人才的培养，造就一批适应卫生事业发展的职业化管理队伍。"2022年，海南省政府办公厅印发《海南省推动公立医院高质量发展实施方案》[①]提出，推进公立医院去行政化改革，取消公立医院的行政级别，逐步推行院长职业化和聘任制。时隔20多年，医院"去行政化"，院长"职业化"走向实操，无疑说明推行院长职业化是深化医改，实现党建引领下的公立医院治理现代化的关键一招，是加快公立医院高质量发展的必然要求。

新时代新使命激励中国各级公立医院院长勇于担当，不负党的重托，不负职工信任，聚焦"首要任务"和"主题"，弘扬职业化精神，发挥卓越领导力，勇当深化医改的探索者、组织者、引领者，推动医院"驶向"高质量发展之路。

---

① 海南省人民政府办公厅关于印发海南省推动公立医院高质量发展实施方案的通知[A/OL].（2022-08-30）[2022-10-28].https://www.hainan.gov.cn/hainan/flfgxzgfxwj/202208/bc7e4c626c1c4c19838f3b683a47c12a.shtml

运营管理是院长的一门必修课

运营管理是院长必修的一门课程，院长不仅需要掌握相关的知识和技能，还需要具备出色的领导力和组织协调能力。通过有效的运营管理，可以提高医院的核心竞争力，推动医院的持续发展。

一、公立医院面对的运营压力

新冠疫情三年，在医改政策、疫情等因素的叠加影响下，公立医院的运营管理遇到了前所未有的压力。2020年的数据显示，公立医院收不抵支现象比较严重，业务收支负结余的有4000多家，占全国公立医院总数的40%以上。[31] 2021年情况也大抵如此。种种迹象表明：公立医院外部环境发生了巨大的变化，加强和完善运营管理迫在眉睫。公立医院要化解财务困境、提高运行效率、提升发展效能、实现高质量发展，建立健全运营管理体系，从粗放管理转向精细化管理是其必由之路。

二、公立医院运营管理的政策导向

公立医院的运营管理包括业务活动和经济活动。业务活动追求自身的功能价值，而经济活动则要求提升效率和质量，二者就像是一张纸的两面，不可分割。公立医院是我国提供医疗服务的主体，承担着医疗服务公平性、可及性和保障人民群众生命安全和健康的重大使命。同时，公立医院又是独立的经济实体，必须遵循市场经济规律，按照现代化企业的发展思路，加强运营管理工作，实现降本增效，以提供高质量可负担的医疗服务的要求。

三、运营管理是公立医院院长的必修课

根据2020年底国家卫健委、中医药局出台的《关于加强公立医院运营管理的指导意见》提出，运营管理由医院主要负责人全面负责。医院运营管理工作的优劣直接关系到医院的生存、稳定与发展。对于院长来说，如何立足公立医院高质量发展的要求，运用系统的运营管理思维，将运营管理转化为价值创造，这是一门细致且长期的必修课。

在院长负责公立医院运营管理方面，四川大学华西医院（简称"华西医院"）交了一份满意的答卷。早在2005年，面对管理水平远远落后于发展需求的矛盾，华西医院认识到构建科学的医院运营管理体系的重要性，于是率先引入台湾长庚医院运营管理理念，成立了国内第一个公立医院运营管理部，并由院长亲自负责管理。医院通过职业化、专业化的管理团队，落实运营管理理念，推动了医院快速、规范、有序发展。经过十余年的不断完善，运营管理部成为提高整体运营效率、提升整体运营效能、实现华西医院长期高质量发展的重要抓手。[32]

创新驱动医院发展，人才引领学科未来

> 创新和人才是医院发展和学科建设中的两个关键因素。在医疗技术日新月异的今天，只有不断推动技术创新、管理创新和服务创新，医院才有源源不断的持续发展动力；只有不断建立健全人才培养与引进机制，激发人才的创新创造内驱力，学科才有明确的未来发展方向。

案例分享

　　广东省肺癌研究所（下文简称"肺研所"）下属于广东省人民医院，成立于2003年。在创始人吴一龙教授的带领下，经过二十多年的艰苦奋斗和不懈努力，已经发展成为有国际影响力的肺癌临床研究中心。肺研所的凤凰涅槃，充分印证了党的二十大报告所提出的"科技是第一生产力、人才是第一资源、创新是第一动力"。在此，对照《国务院办公厅关于推动公立医院高质量发展的意见》，用"四个坚持"来概括肺研所在学科建设、人才培养及临床研究等方面的宝贵经验。

（一）坚持"顶天立地"全方位发展

"顶天立地"是打了一个比方，"顶天"指的是发展要站得高、看得远，就是要做好医学前沿的探索性研究，提升突破重大疾病防治关键技术制约的能力。"立地"就是要立足实际、脚踏实地，解决临床面临的现实问题，提高常见病的解决能力，实现常见病防治的实用技术集成创新。二十多年来，肺研所一以贯之地开展肺部肿瘤单病种多学科建设，以循证医学、精准医学、免疫治疗为临床创新主要动力，将一张蓝图画到底，做正确而重要的事情。所有研究的立足点必须着眼于变革临床实践、必须对标国际水准、必须遵循全球学术界公认的规则（例如GCP原则等）。以临床工作中"卡脖子"问题为导向，牵头联合国内多家顶级医院成立全国性临床试验合作组织——CTONG（中国胸部肿瘤研究协作组），以此为依托组织开展了多项自主创新性的临床试验。系列结果被写入中国、美国、欧洲等15个国家和地区的27个肺癌指南，推动了肺癌精准靶向治疗的研究与临床应用，得到"国际肺癌研究学会"认可，并荣获最高奖项"杰出科学奖"。

（二）坚持锚定医疗服务核心竞争力

追求卓越、培育核心竞争力的唯一出发点，就是一切为了人民健康，这体现了"人民至上、生命至上"的价值追求。肺研所锚定高水平医疗服务核心要素，开展医学科技创新、医疗服务模式创新，推动肺研所高质量发展。致力于创建肺癌临床个体化诊疗的精准医学体系，旨在使晚期肺癌患者慢病化，早期患者实现治愈。创建并优化一系列分子靶点亚型肺癌的临床个体化标准治疗方案，建立并推广晚期肺癌分子靶向精准治疗模式、肺癌围术期靶向治疗体系、肺癌中枢系统转移的分子特征及精准治疗体系。

2003年在国内首创肺癌单病种多学科综合治疗模式（MDT），为患者提供最佳临床诊治策略，该模式已成为国内外肿瘤临床诊疗中最广泛采用的模式之一。在2017年日本横滨召开的第18届世界肺癌大会上，肺研所成为亚洲唯一荣获"癌症患者关爱团队奖"（cancer care team award）的医疗团队。近些年，肺研所MDT大会诊走出省医、走向广东。

（三）坚持学科、项目、人才"三位一体"

学科为基、项目为要、人才为本。"学科"实现方向凝练与临床对接，"项目"聚集科研活动，"人才"提供智力支撑。

肺研所集肺部肿瘤科学临床科室、转化性研究、临床预测预后标志物（分子诊断）、临床试验等功能于一身，全面开展肺癌的预防、诊断、治疗及研究。构建了"胸部肿瘤的临床与转化性研究体系"，建立了完备的肺部恶性肿瘤循证医学体系，制定了30余部肺癌诊疗临床指南和共识，为规范化临床诊疗提供重要指导。此外，肺研所还创办了中国肺癌高峰论坛，该论坛旨在指导临床实践，推动成果转化，至今已举办了19届。肺研所牵头开展国际、国内多中心临床研究，研究结果支持多种肺癌治疗药物获批上市，打破我国肺癌治疗少药可用的窘迫局面，大幅度提高晚期肺癌患者的长期生存率。

2021年，肺研所第二代领军人物以肺癌分子（微小）

残留病灶（MRD）为主题，从肺癌MRD定义、检测标准、肺癌MRD临床应用问题展开，有力地推动了肺研所向肺癌预防、治疗、康复，患癌发生与癌症复发风险评估相结合的"一站式"服务机构迈进。

（四）坚持高素质人才支撑高质量发展

重视人才培养与团队传承。肺研所与国际知名癌症中心长期开展临床、科研合作和人才培训，各科带头人及业务骨干大部分为留学（研修）归国人员。创始人吴一龙教授早年在德国完成胸外科培训，主要研究方向为肺癌多学科综合治疗。作为主要研究者（principal investigator，PI）或联合PI，他领导了200余项国际或国内多中心临床试验，取得众多改写临床指南的重磅研究成果。在2020年全国肺癌专家学术影响力100强名单中，肺研所占了五个席位，吴一龙教授更是荣登榜首。在人才培养方面，肺研所精益求精，要求青年医师必须掌握英语、学术软件以及临床统计学基础知识这三项基本技能；在职业生涯初期，必须发表一篇关于其研究领域的综述性论文；参加国际会议时，他们必须主动向讲者提问，以促进学术交流；在科研工作中，科研数据必须确保真实性；必须根据肺癌的分子分型进行细分，组建有深度的专业研究团队。对于工作不认真、不积极的员工，肺研所设有相应的淘汰机制。深耕细作"人才沃土"，目前肺研所已在积极培养第三代领军人物。

45 建设高质量人才队伍

医院发展，学科是基础，人才是关键。《公立医院高质量发展促进行动（2021—2025年）》把"建设高质量人才队伍"作为"十四五"时期公立医院高质量发展的八项具体行动之一，要求"到2025年，基本建成支持公立医院高质量发展的专业技术和医院管理人才队伍"。具体来说，就是"深化医教协同，强化医院教学和人才培养职能。加强急需紧缺专业人才、公共卫生与临床医学复合型人才、公立医院行政管理人才培养。强化中医药特色人才队伍建设、加强国家中医疫病防治和紧急医学救援队伍建设"。可见，医院人才策略，一手抓专技人才队伍建设，一手抓管理人才队伍建设，两者同等重要。无专技之才，医疗服务的高质量何以保证？无管理之才，学科建设何以可持续、医院何以在激烈竞争中立足？

案例分享

中山大学附属第一医院（下文简称"中山一院"）围绕国家医学中心建设和高质量发展需要，坚持党管干部、党管人才的原则，坚持"人才是医院发展的第一资源"，创新干部人才工作机制，打造"医学拔尖领军人才高地"。建立立德树人全程贯穿式教育，坚持把"医病医身医心、救人救国救世"的初心使命，把"一切为病人，为病人一切，为一切病人，一切为了人民健康"的宗旨意识融入人才培养的每一个环节，致力于培养具备家国情怀的卓越医学人才。抓住有利时机，从创新人才培养模式、促进学科交叉融合、优化顶层设计等方面，构建医学创新人才队伍梯队，培养能够应对各类重大突发公共卫生事件并提供全生命周期健康服务的高质量医学人才。

（一）四类人才的培养

培养应对重大突发公共卫生事件的专业医疗人才。更新医学人才培养理念和方法，完善课程体系，建立培养机制，将公共卫生教育有机融入医学生教育、住院医师规范化培训、专科医师规范化培训等医学教育全链条中，加强跨学科教育、模拟演练、实践实习、精神教育和培养终身学习意识等措施，增强医学人才在传染病防控、危重病例救治、精神心理反应等方面的能力。

培养临床医学加公共卫生复合型领军人才。研究探索临床医学博士加公共卫生硕士培养的中国模式，并逐步推广。

培养临床医学加基础医学的科学家。从临床医生中选拔对基础研究感兴趣的人才，探索临床医学加基础医学的培养模式，培养既懂临床又懂基础研究的科学家。

培养"医学+X"创新拔尖人才。把握以互联网、大数据、人工智能、信息科学为代表的新一轮科技革命的发展机遇，探索医文、医理、医工交叉融合的"医学+X"创新拔尖人才培养模式。选拔有志于医学事业的优秀非医学本科毕业生进入临床医学培养体系，旨在将多学科基因注入医学，培养具备跨学科背景的拔尖人才。[33]

（二）"三个三""五个五"工程进阶培养体系

针对不同层次的优秀人才，中山一院构建了"柯麟新苗""柯麟新星""柯麟新锐"及"三个三""五个五"工程进阶式培养体系，打造了"启航—攀登—领军"层次化、综合化的人才支撑计划体系，加强分层培养。

从2016年起，医院的"柯麟新苗"计划每年从中山大学医学院八年制应届毕业生中的前10%～15%选拔5～10人，提前签订工作协议。按照每人每年25万元的标准，支持他们到国际知名大学、研究机构深造，教育周期为两年，旨在让他们"赴国际一流机构、师从一流大师"，以此推进人才培养链条"前移"。他们中许多人回国后已成长为医院发展的生力军。近5年来，医院有146项技术、5名领军人才、21个团队、106名青年骨干获得医院人才项目体系的资助。

此外，医院不断加强高水平国际合作交流，促进学科融合发展和人才培养，与美国哈佛大学附属医疗机构、英国伯明翰大学、新加坡南洋理工大学等世界一流机构和高校开展实质性"一对一"专科合作。[34]

医院简介

中山大学附属第一医院（简称"中山一院"），是"辅导类"综合类国家医学中心创建单位、国家公立医院高质量发展试点医院、国家建立健全现代医院管理制度试点医院，是广东省首批高水平医院重点建设单位和广东国际精准医学中心建设单位。连续三年在国家三级公立医院绩效考核中获评A++。

资料来源：中山大学附属第一医院官方网站。

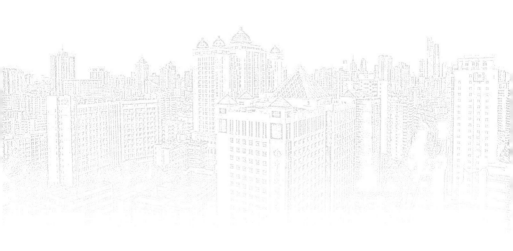

临床专科运营助理助力精细化管理

开展临床专科运营助理工作，有助于提升医院的精细化运营能力，推动医院经济管理从院级向科级层面的延伸，促进科室转型发展与内涵建设，增强业务科室的医疗服务能力，进一步提升科室运营效能。

2020年12月国家卫生健康委员会、国家中医药管理局《关于加强公立医院运营管理的指导意见》明确指出，当前公立医院收支规模不断扩大，经济运行压力逐渐加大，亟需加快补齐内部运营管理短板和弱项，向精细化管理要效益。2021年5月《国务院办公厅关于推动公立医院高质量发展意见》明确要"推动医院运营管理的科学化、规范化、精细化"。2021年9月国家卫生健康委和国家中医药管理局发布的《公立医院高质量发展促进行动（2021—2025年）》提出"加强公立医院行政管理人才培养，尤其要加强负责医院运营、信息化建设、经济管理等精细化管理人才队伍建设，不断提高管理人员的政治素质、专业能力和管理水平"的重点行动要求。由此可见，医院开展临床专科运营助理模式是医院发展的迫切需求，符合国家发展导向，是新时代医院实现高质量发展的重要制度供给。

案例分享

2005年，四川大学华西医院（下文简称"华西医院"）借鉴台湾长庚纪念医院的运营管理理念，率先引入运营助理的管理模式，开启了大陆公立医院试行专科运营助理的先河。在近20年的实践中，华西医院运营管理团队一直致力于医院服务效率的提升，在医院资源配置、流程改造、结构调整、绩效评估、运营管理、人才培养和院科协同等方面都取得了显著成绩，提升了医院的核心竞争力。在这一基础上，专科运营助理彰显出其专业化、职业化的重要作用，在医院的精细化管理方面扮演了六个重要的"角色"，为医院的区域协同发展战略提供了有力保障。

（一）桥梁纽带"协调者"

专科运营助理负责识别临床科室运营绩效中存在的问题，为医院战略政策的制定提供切实而详实的数据支持；将医院运营战略目标细化分解到各部门，从协调发展的角度保证医院整体战略目标的顺利实现；动态了解医院资源的使用效率和效果，及时有效地调整资源配置，优化资源效率；将精细化管理的理念和方法引入医疗活动中，规范人员、财务、物资和信息管理，不断优化操作流程，提高管理效率。[35]

（二）科学决策的"提供者"

专科运营助理运用战略管理的理论和方法，收集和分析数据，对医疗市场特征、宏观经济政策、医院经济运行环境、资源优化配置等进行全面分析，旨在为医院整体运营目标、经营规划、人力资源配置、医疗设备配置等提供决策依据和建议。

（三）规范化管理的"助力者"

专科运营助理在医院、科室等层面建立信息交流、沟通、反馈和评价机制，推动实现医院内部资源的数字化管理和共享，为科室决策提供科学依据。他们充分发挥临床科室在医院决策执行中的作用，通过深入了解医院的运营情况和业务需求，结合行业标准和最佳实践，提出合理的建议和改进方案，或者制定、修订相关管理制度。通过这一系列的措施和行为，专科运营助理为提升医院整体运营效率和服务质量的提供了有力支持。

（四）资源配置的"守护者"

专科运营助理基于疾病发展现状、患者来源和需求偏好的大数据分析，测算学科规模，制定差异化发展策略，科学规划资源配置。对人力资源、资金预算、医院床位资源、设备资源、空间资源和信息资源进行分类，从整体上促进资源配置合理化。

（五）运营优化的"践行者"

专科运营助理协助做好开源和节流，提升医院运营质效。开源方面，协助医院争取政府投入、优化业务结构、加大特需医疗、拓展慢病服务、做大产业平台、用好现有资源。节流方面，协助医院开展预算管理、严格控制成本；推动病种成本核算与临床路径相结合，规范药品、耗材选用，以提高病种收益；推进节能降耗和节能减排，实现可持续的绿色运营。[36]

（六）绩效评价的"构建者"

专科运营助理配合医院构建科学合理、公平公正、客观可量化的绩效评价体系，通过不断创新评价方式方法，提升各级各类人员的主动性和积极性，提升医疗质量安全，助力医院高质量发展。[36]

让医生心无旁骛做一名好医生

坚持以人民健康为中心，满足人民日益增长的美好生活需要，这始终是推动公立医院高质量发展的根本出发点。以人为本，让医学回归人文，成为建设公立医院高质量发展新文化的必然要求。文以化人、文以育人、文以润心。当每位医务人员心中充满阳光，医院便能汇聚起强大的发展内驱力。

然而，2019年以来公立医院绩效考核结果显示，全国医疗机构医务人员对员工满意度的认可度普遍偏低。我们可以从清华大学社会调查与研究中心联合中国医师协会人文医学专业委员会发布的《2021年医师调查报告》（简称《报告》）来探究其原因。

《报告》指出，根据2020年12月针对全国各级医院的1万余名医师的问卷调查，当前医患关系困境形成了5个医生职业的"从医悖论"，包括：①巨大的外在压力扰乱医生职业的内在崇高感；②市场化改革并没有给医院与医生带来与其预期相符的巨大的经济回报；③医疗技术的广泛采用反而降低医生与患者的沟通效能；④小概率的医患冲突产生巨大的负面影响，严重影响着医生的心理认知；⑤医生全力建设医患关系，但总是事与愿违。[37]

这些"从医悖论"指的是，高速推进的医疗变革导致了医生在从业过程中出现剧烈反差且自相矛盾的现象。这些"从医悖论"并非自发形成，但却造成了恶性的自我反馈且愈发根深蒂固。《报告》分析，这些突出矛盾的背后有着超越医疗政策方案、医院管理实施、社会情境舆论以及社会群体特征的产生根源，有着深刻的价值冲突，具体如下。

（一）从医环境中人文精神缺位

这里的人文精神的缺位，是指当前的工作环境，让医生无法更好地践行"生命第一"的人文精神，不仅仅让他们提升人文关怀的努力得不到应有的鼓励，有时反而会直接阻碍他们的努力。

（二）市场价值掩盖终极价值

医生面临着诸多与诊治疾病没有直接关联的考核评价压力，这让医生偏离了职业本来的终极目标，难以专心致志于诊治患者。

（三）工具理性挤压价值理性

从当前医生所面临的从医环境中，可以看到他们加班加点地超负荷工作的情况；可以看到他们来不及与患者更多地沟通交流，只好更多地依赖医疗设备检测结果等现象。这些现象都是在强调，如何通过合理有效的方式方法，在短时间内尽快实现扩大医疗服务目标的紧迫性。

"从医悖论"直接影响着医生问诊治疗的日常医疗活动，也是建立良好医患关系的种种障碍的根源，当然也就干扰着医生完成他们救死扶伤"生命第一"的职业使命。更为根本的是，"从医悖论"会从根基上动摇医生职业的崇高性质，不仅仅会破坏医患之间的信任，而且也会在医生群体内部逐步瓦解他们内在驱动的崇高感受。《报告》提出"以价值重塑守护医生职业的崇高"的破解之道，即呼吁在领导基本理念、医疗政策方案、医院管理实施、社会情境舆论等各个方面全面体现医疗的人文精神。

为此，中国科学院院士、中国科学技术协会名誉主席韩启德特别强调，《报告》提出的"走出悖论、从医困境，需要人文精神的回归，重塑崇高的职业价值"这个理念，不仅要在医院里、行业里、社会上达成共识，更要让决策者和管理者真正认同。医生的职业价值是医疗体系健康发展的重要基石，只有当决策者和管理者充分认识到这一点，才能制定出科学合理的政策措施、营造尊重医生的文化氛围、提供充足的职业发展机会、减少医生的非医疗工作负担、提高医生的薪酬待遇、保护医生的合法权益、加强对医生的人文关怀等，切实提高医生的职业满意度和幸福感，让他们心无旁骛地做一名好医生，全心全意地为患者服务。

激发医务人员健康促进教育动力活力

　　健康是促进人的全面发展的必然要求。随着社会经济和物质文化的不断发展，人们对疾病预防和治疗以及获得优质卫生知识和服务的需求日益增加。健康科普有助于提高公众对医学知识的认识和理解，提高公众的健康素养和医学素养。《健康中国行动计划（2019—2030年）》提到，建立鼓励医疗机构和医务人员开展健康促进教育的激励约束机制，调动医务人员参与健康促进与教育工作的积极性。[①]2020年6月1日起施行的《中华人民共和国基本医疗卫生与健康促进法》，对医疗卫生机构及其从业人员开展健康教育和健康促进工作提出了明确要求。[②]《执业医师法》也明确规定，医生有向患者宣传健康知识、进行健康教育的法定责任。可见，医疗卫生机构是健康普及工作的主战线，医务人员是主力军。作为临床医生，除了照护好患者的健康外，医生还有义务向社会传递积极的健康信息。

---

①健康中国行动（2019—2030年）［A/OL］.（2019-07-09）［2024-03-01］. https://www.gov.cn/xinwen/2019-07/15/content_5409694.htm

②中华人民共和国基本医疗保健促进法［A/OL］.（2019-12-28）［2024-03-01］. https://www.gov.cn/xinwen/2019-12/29/content_5464861.htm

案例分享

江苏省人民医院重视健康促进教育工作，以健康科普为医院健康促进教育的抓手，搭平台、建机制，激发医务人员健康促进教育的动力活力。主要做法如下：

（一）强化组织领导，加强健康促进教育统筹规划

医院充分认识到健康促进教育是建设健康中国的重要途径，因此加强了组织领导和统筹规划。医院建立领导机构，成立了由院领导牵头、各职能部门共同参与的领导小组，明确了责任主体；制定政策规划，把健康促进教育纳入医院发展规划，确保工作的系统性和连续性；加大投入力度，设立健康教育管理办公室和健康教育管理中心两个机构，配备专职人员协调和支持健康科普，建立了"院、科、专家三级健康促进管理网络体系"，从资金、物力、人力等方面确保工作顺利开展；最后，明确岗位职责，建立考核机制。

（二）建设人才队伍，为健康促进教育提供有力支撑

医院认识到只有高素质的人才队伍才能推动健康促进与教育工作的有效实施，于是建立了人才培养制度。成立南京医科大学健康管理学系，加强健康科普人才培养，提高健康科普人才能力水平。建立完善人才选拔机制，选拔有热情、擅科普的专家及青年医务人员组成一支权威、专业、高效的科普团队，建立健康科学"专家库"和"资源库"。建立完善培训制度，定期开展健康促进和教育培训学习，对如何利用科普平台、医院平台、媒体平台开展权威专业、高质量的健康科普工作进行指导，以提高其健康促进与教育工作的水平和质量。

（三）构建健康教育平台，提高健康教育的科学性和针对性

医院利用传统媒体与新兴媒体融合发展的契机，探寻有效的教育途径、搭建创新性的教育平台。首先，通过医院官方网站、微信公众号、微博、医院院报、演播室等，构建健康促进与教育工作"一张网"。其次，在加强监管的基础上，鼓励临床科室和专家开通科室和个人的微信公众号、视频号等，让健康促进与教育工作特色化、个性化。最后，与省市科协、疾控、新闻媒体等合作共建媒体矩阵，共享信息资源，用"网格化+数字化"赋能健康促进与教育工作。

（四）完善激励机制，激发医务人员科普工作的积极性和活力

首先，医院设立科普工作奖励机制。设立"优秀科普集体"和"科普达人"等奖项，每年都对在科普工作中取得显著成果的医务人员团体和个人，以及优秀的科普作品（如科普文章、视频、讲座等）给予奖励。其次，医院构建了科普工作评价体系，制定了《临床科室健康教育促进工作考核办法》，明确科普工作的具体要求和评价标准，鼓励各科室从自身专业特点和患者需求出发，有针对性地开展健康促进教育活动。最后，医院将医务人员的科普工作纳入绩效考核体系，为其建立个性化的健康教育促进工作电子档案，记录他们参与的各类义诊、讲座、出版的科普书籍、科普研究课题等。电子档案成为医务人员获得医院健康促进与教育相关奖励和表彰，以及其自身职称晋升、评价、考核的重要指标之一。

医院简介

　　江苏省人民医院，暨南京医科大学第一附属医院、江苏省临床医学研究院、江苏省红十字医院。医院是国家重大疫情救治基地、国家（江苏）紧急医学救援基地，入选国家卫生健康委首批"公立医院高质量发展医疗服务能力提升项目"基地单位，是公立医院高质量发展省级试点医院、首批江苏省研究型医院。

　　资料来源：江苏省人民医院官方网站。

把健康科普作为
医院党建工作的重要抓手

随着人们健康意识的不断提高，健康科普越来越受到人们的关注。健康科普，既是医疗服务工作的延伸，能提升人们健康意识，降低疾病发病率和患病率，增强人民群众的获得感、幸福感、安全感；又有助于改善临床工作，增强人们的就医意识，缩短病患的就医时间，提高疾病治愈率，助推医疗服务质量和医院品牌影响力的提升。

公立医院要把健康科普作为党建工作的重要抓手，通过党建+科普活动的有机结合，发挥好广大医务人员的健康科普主力军作用，把医院打造成传递党和政府关怀、增进人民健康福祉的主阵地，切实推进卫生健康服务关口前移，实现从"以治病为中心"到"以人民健康为中心"的转变，不断增进人民健康，助力健康中国建设的国家战略。[38]

案例分享

中山大学附属第一医院（下文简称"中山一院"）高度重视健康科普工作，坚持从大健康、大卫生理念出发，构建健康教育新格局，引领健康教育新风尚，塑造全面健康教育观，提升全民健康素养。

（一）充分整合各方资源

医院把科普宣传作为常态工作来抓，组建了一个由600多名临床、护理等领域专家组成的科普专家库，常态化开展健康宣教。充分整合国家重点学科、国家临床重点专科、特色专科资源，构建"医院—科室—专家"三级自媒体平台科普矩阵。将全院30多个科室微信公众号、专家个人新媒体账号纳入统一管理，通过"大号带小号、小号带专家"的方式建立起联动的宣传机制。其中，微信官方服务号、微信官方订阅号、微信官方视频号、抖音官方号共拥有近400万订阅用户。

（二）打造科普内容，建设科普基地

加强与中央和省市级50多家媒体的联系合作。策划并打造高质量、高权威性、高影响力的科普内容。高度重视健康科普场地和教育基地建设，先后被广东省科普协会评为"广东省科普教育基地"，被中国康复医学会评为"科普示范基地"，被中国护理协会评为"全国护理科普基地"，入选中国科学技术协会2021—2025年"全国科普教育基地"。

（三）聚焦常见病多发病策划疾病日主题宣传

医院以卫生宣传日、健康主题日（月、周）等为载体，开展特定主题的健康宣教活动和公众健康咨询活动。例如，在世界高血压日、中国高血压日、世界肾脏病日、全国肿瘤防治宣传周等活动时，通过活动前周密策划组织，活动中利用图文、海报、短视频、卡通漫画、直播等多种形式宣传宣教，实现了科普宣传主题化、系列化。

（四）开展"三进""三送"特色健康普及行动

健康科普围绕医院重点工作开展，医院重点工作又统领促进健康科普。中山一院结合医院对口帮扶边疆地区医院、基层医院和校园行等活动，组织健康科普等"三进""三送"活动，即"进边疆、进基层、进校园"，"送技术、送科普、送温暖"。据不完全统计，5年来，全院16个党总支115个党支部开展了共1200余场科普活动，一系列健康普及行动提高了基层医务人员、校园师生和社会大众的治病防病知识水平。

（五）结合重大主题推动科普宣传项目化，落实健康中国行动

持续推动"大专家讲小科普"项目宣传，策划"70年·70位名医""医万个为什么""妙手仁心"等大型系列健康科普宣传项目，献礼新中国成立70周年、中国共产党成立100周年、中山一院成立111周年及党的二十大召开。

中山一院先后荣获如"中国医疗机构互联网品牌影响力全国十强"等30多项国家省市大奖及荣誉称号。"医院大宣传格局建设实践"入选2019年国家卫健委首届"现代医院管理典型案例"，"融合全媒体力量打造健康科普公益文化"案例于2022年在第三届广东省健康传播高峰论坛上，荣获首届"医疗健康品牌"案例一等奖。

品管圈助力提升病案首页质量

住院病案首页是汇总患者住院信息的关键部分。首页中主要诊断选择的正确率，直接反映医生的临床能力和诊治水平，它是评估诊疗措施适宜性的重要指标。而主要诊断编码正确率，则体现了病案编码质量，它对正确统计医院及地区疾病谱、支撑DRG分组和医疗机构绩效评估具有重要意义。国家卫生健康委员会已将"提高病案首页主要诊断编码的正确率"作为一项医疗质量安全改进的目标。

运用PDCA循环和品管圈（quality control circle，QCC）等管理工具对病案首页进行质量控制，已成为国内医院的一项必然举措。PDCA循环是将质量管理分为四个阶段，即plan（计划）、do（执行）、check（检查）和act（处理）。品管圈是由相同、相近或互补性质的工作场所的人们自动自发组成的小圈团体（即QC小组，一般6人左右），全体成员合作、集思广益，按照一定的活动程序来解决工作现场、管理、文化等方面所发生的问题及课题。[39]在PDCA循环的基础上应用品管圈管理法，采用头脑风暴法发现病案首页质量管理中的问题，并采取相应的改善措施，有助于提升病案首页质量。

案例分享

　　为解决病案管理和医院统计中的问题，给DRG科学评价医疗服务绩效和医疗质量提供准确的数据保障，北京大学肿瘤医院医务处、运营办、病案统计室、信息部和临床一线医师等10人组成QCC"聚能圈"，将提高病案首页填报准确率作为活动第一阶段的主题，通过探寻病案首页填报不准确的真实原因，并"对症"采取相应的改进策略，使病案首页填报准确率由2015年4月的75.00%提高至8月的94.12%。

　　"聚能圈"严格按照品管圈十大步骤展开工作，通过原因解析、要因分析和真因验证，找出影响首页填报准确率的真实原因，根据真实原因拟定对策，实施多项措施，包括建立三级质控与反馈、纳入医院绩效考核体系、开展形式多样且内容丰富的培训及考核、实现信息系统操作信息首页自动回写、设置录入提醒及强制录入功能等。

　　运用特性要因图法，针对病案首页填报准确率低的问题，从人员、信息系统、方法、环境4个方面进行深入讨论分析，得出了16个可能影响病案首页准确率的原因。

　　通过评价法，确定监管、培训、信息系统等7个因素为病案首页填报不准确的要因。通过调查法，依据"80/20法则"，确定监管力度不够和奖惩力度不足、医生培训不足、信息系统不完善为病案首页填报不准确的真实原因。真实原因明确后，圈员们针对上述原因，经过反复讨论，最终整合总结出三大对策。

　　（一）病历首页三级协同质控反馈

　　针对"病案首页监管与奖惩力度不足"的情况，制订了

"建立病案首页三级协同质控与反馈机制，并将考核结果纳入医院绩效考核体系"的对策。建立病案首页填写三级质量控制机制。病案首页填写情况由临床科室质控医师、病案统计室首页编码员、院级质控医师进行核对。同时，填写住院病案首页填写反馈表，电子版将反馈给各临床科室质控医师，纸质版则存档并纳入手术办的绩效考核体系。

（二）多种措施培训考核临床医师首页填报

针对"临床医师首页填报培训不足"的情况，医院制订了"开展对临床医师的培训、考试、组织知识竞赛等多种形式，增加对临床医师首页填报的培训及考核"的对策。邀请北京市病案首页填报专家为全院临床医师做病案首页填报及主要诊断选择的培训，就填报中经常会遇到的问题进行深入解析。组织全院主治及以下临床医师参加以"首页填报培训知识"为重点的OA（办公自动化系统）网上考试，对于考试不及格的医师，由医务处督导再次学习并考试，直至考试及格。组织全院范围内的病案首页填报知识竞赛。

（三）善用信息系统提高效率

针对"信息系统不完善"的情况，医院制订了"开发系统程序，实现病历首页操作项目自动回写至病案首页对应项；开发首页信息系统校验功能，强制录入首页中的必填项目，方便临床医师填报首页"的对策。病案统计室与信息部共同开发系统程序。例如，对于住院首页的手术信息，由收费系统自动提出手术码，医生可以根据需要进行修改、删除或添加，大大提高了医生病历填写的速度和准确性。

医院简介

　　北京大学肿瘤医院是一所由北京大学、北京市医院管理中心共管的三级甲等肿瘤专科医院。该医院既是国家首批肿瘤多学科诊疗试点医院、首批肿瘤高通量基因测序临床试点单位，也是唯一承担北京地区癌症发病登记与生存统计，并向政府及WHO提供数据的中心。医院是北京抗癌协会、北京癌症康复会的挂靠和依托单位。

　　资料来源：北京大学肿瘤医院官方网站。

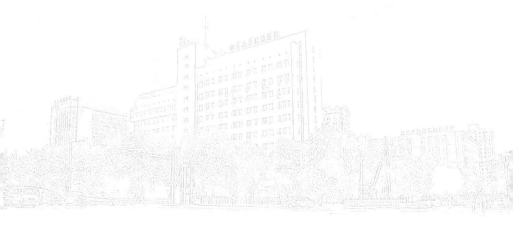

第 六 篇

新文化篇

公立医院是我国医疗服务体系的主体，其高质量发展不仅需要医疗设备、医术等医疗硬件，更需要杏林仁医的文化软实力，打造有温度的医院，提供相关的医疗服务，培养富有同情心的医生。医院文化建设作为公立医院高质量发展战略的重要组成部分，将以文化引领发展、以文化传承内涵、以文化塑造品牌，为公立医院的高质量发展提供动力。

构建文化同心圆

　　在党的二十大通过的《中国共产党章程（修正案）》中，将医院增列为"凡是有正式党员三人以上的，都应当成立党的基层组织"的基层单位类型，这凸显出中央对加强医院党的建设的高度重视。此举进一步强化了党对医院建设、医院文化建设的统领作用，为医院文化建设提供了核心力量。

一、医院文化建设是战略性工程

　　文化是医院的软实力，是医院发展的硬道理。重塑医院文化，构建文化同心圆，是推动公立医院高质量发展的重要内涵之一。医院应大力发展社会主义先进文化，着力培育和塑造医学人文精神，明确社会主义核心价值观，致力于打造有温度的医院，提供充满关怀的医疗服务，培养具有深厚情怀的医生，不断提升医院的软实力和核心竞争力，实现医院的可持续发展。

二、医院文化建设是一把手工程

　　领导人在医院文化塑造过程中起引领作用。美国企业文化专家埃德加·沙因教授认为，文化和领导是同一枚硬币的正反两面。文化代表的是一个群体中稳定的那个部分，是相对不变的"一"。而领导代表的是推动一个群体发展的动力，是代表变化的"一"。医院领导应率先垂范，自觉践行核心价值体系，明确具体变革思路，逐步引入新的规则和行为方式，以此对医院的现有文化进行改造。要解决好文化与业务两张皮问题，避免文化仅仅"写在纸上、挂在墙上"，要把文化落实到管理体系中，让文化看得见、听得到、摸得着。

三、医院文化建设是全员性工程

文化建设即人的建设。文化建设的重要任务和功能就是育人，让外在的规律、规则、规矩、规范内化到个体的精神结构中，激发他们各自的改进愿望，进行协作诊断、协作规划，形成一股推动变革的内生力量。医院要实现高质量发展，首要任务是打造一支"上下同欲"、立场一致、目标一致的高素质员工队伍。这需要不断激活和提升现有团队的能力和素质。同时，文化建设也是一个长期的过程，需要全员参与、全员配合，只有上下一心，才能推动医院的文化建设。

四、医院文化建设是系统性工程

医院文化建设是个系统性工程，需要与医院的整体建设一体化推进。以社会主义核心价值观为导向，用制度规范行为，用道德引领风尚。可以应用叙事医学理念，在历史记录与讲述中凝练医院核心价值体系；在环境与服务流程塑造中彰显医院文化品牌；在医德医风建设中提升和展

示医学人文素养。建立保护关爱医务人员的长效机制，关
心关爱医务人员。做好医患沟通交流，构建和谐医患关
系；弘扬伟大抗疫精神和崇高职业精神，建设特色鲜明的
医院文化。

让医院核心价值观"日用而不觉"

日用而不觉，出自于《周易·系辞上》。书中提到，"百姓日用而不知，故君子之道鲜矣"。这句话的意思是：百姓在日常生活中不知不觉用此"道"，已经习惯成自然了。习近平总书记指出："我们生而为中国人，最根本的是我们有中国人的独特精神世界，有百姓日用而不觉的价值观。"党的二十大报告提出了"广泛践行社会主义核心价值观""用社会主义核心价值观铸魂育人"的时代课题。

作为一个特殊的社会群体，医院有着其独特的价值观念，其中处于统领地位的价值观念就是一家医院的核心价值观。医院的核心价值观为医院发展指明方向，构成医院的核心竞争力，是促进医院党建与业务深度融合的关键因素。在社会主义核心价值观的引领下，医院需要培育具有自身特色的核心价值观，将其融入日常管理，使之成为全院职工的行为规范、价值追求与理想目标，推动其深入人心，促进知行合一，培养有情怀的医生。让医院核心价值观如同空气，日用而不觉。

案例分享

首都医科大学附属北京安贞医院（下文简称"安贞医院"）坚持"以患者为本、以员工为本、以医院为本"的发展宗旨，结合医院自身特点以及卫生行业文化、地域文化等，从六个方面加强医院文化建设，包括培育走向远洋的"领航文化"、奋斗进取的"拼搏文化"、团结协作的"团队文化"、以人为本的"仁爱文化"、创新发展的"平台文化"、温暖有爱的"家"文化。[40]用文化统一思想理念，使医院的每个科室、每个单元、每个人都遵从共同的价值理念。全院职工朝着同一个方向共同努力，携手推动科室和医院高质量发展。

安贞医院重视科室文化建设。医院认为，每个科室从建科到今天的发展，都经历了几代安贞人的共同努力，在长期医疗服务实践过程中积淀了自身特色文化，凝聚起自身价值理念，形成自身价值观。

2020年11月，医院文化建设领导小组办公室发起科室价值观征集评比活动，围绕"公勤严廉"院训及吴英恺精神，梳理挖掘各科室价值追求和文化内涵，邀请书法名家挥毫泼墨，将这些"核心价值观"书写下来并装裱成精美牌匾。例如，心脏外科中心六病区的牌匾上写着"心安仁德，行以贞则"。"心安仁德"，体现了对每一个鲜活的生命的敬畏之情；"行以贞则"，则强调了医生必须尊重医学科学的客观规律以及行业内的各项法律法规。医学影像科的牌匾上写着"专心智志"，"专"代表专心、专业和专注；"心"代表初心、仁心、恒心；"智"代表智能、智慧；

"志"代表志同道合、众志成城。医学影像科致力于打造以心血管为中心的全科影像平台，为临床医生和患者提供最有价值的影像信息与服务。[40]

2021年新春佳节来临之际，医院领导班子走访全院六十个科室，一一赠送"核心价值观"牌匾。当一块块牌匾被挂上雪白墙壁的那一刻，其背后深远的文化内涵也深深镌刻在每个科室每位安贞人心中。

医院简介

首都医科大学附属北京安贞医院（简称"安贞医院"）与北京市心肺血管病研究所、北京市中西医结合心肺血管疾病研究所共同构成一个全方位联合体。该联合体集医疗、教学、科研、预防、国际交流于一体，以治疗心肺血管疾病为重点，已成为在全国心血管领域处于领军地位的三级甲等综合性医院。

资料来源：首都医科大学附属北京安贞医院官方网站。

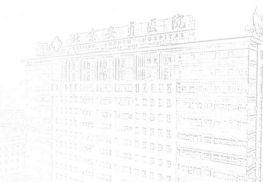

基于"互联网+"的医院思政新模式

　　信息化推动医院党建与思想政治工作方式方法创新，为医院党建与思想政治工作注入新动力、增添新活力。信息化技术能将医院党建与思想政治工作融入医疗服务、管理业务全过程，促进医院各项事业高质量发展；能将医院文化、职业精神核心价值转化为医务人员日常行为规范，为患者提供有温度的优质医疗服务。

　　与传统的思想政治工作模式相比，基于"互联网+"的医院思政新模式，利用大数据、区块链等信息技术，加强党群事务梳理整合、流程再造，促进思政工作自动化、标准化、信息化，降低管理和沟通成本，助力思想政治工作的效率提升。同时，"互联网+"模式下的医院思政工作，更精准化、个性化和全面化，能更好地激发医务人员热情，推动医院高质量发展。

案例分享

　　湖南省人民医院探索"互联网+医院思想政治工作"新模式，构建由党委领导、党政齐抓共管、宣传部门组织协调、信息网络技术管理部门提供技术支撑的思想政治工作新格局。坚持"互联网+医院思想政治工作"新模式与传统思想政治工作方法有机结合，创新提出"三会一课"制、交心谈心制等思想政治工作新路径，以更好适应新时代党的建设对公立医院思想政治工作的新要求。

（一）利用网络搭建宣传教育平台传承优秀文化

建立"组织一体化——党建云平台"，对党员进行教育管理、指导监测，掌握党支部和党员开展活动动态。开设"不忘初心、牢记使命""学党史、悟思想、办实事、开新局"等主题教育专栏，及时发布相关文件、重要会议、理论文章、经验总结、活动开展情况等，并通过考核考评、积分管理等方式推进学习教育。充分利用"学习强国""红星云""华医网"等平台，为职工提供教育培训服务，让职工能随时随地学习最新的理论和业务知识。[41]建立"医院网络电视台"，及时更新医院新闻动态，传播正能量，展现和谐的医患关系，颂扬医务人员救死扶伤的人道主义精神。

在医院网站、微信官方公众号等平台，用通俗易懂、简单明了的话语宣传党的路线、方针、政策，传播社会主义核心价值观、医务人员职业精神和医院文化。通过文字、图片、视频等载体，在医院"云空间院史馆"展示建院历史、发展历程、精湛技术、名医名师及职工风貌，培养职工爱岗敬业情怀，强化"敬佑生命、救死扶伤、甘于奉献、大爱无疆"的职业精神。

（二）利用网络搭建沟通的桥梁

通过"智慧党建平台""职工思政云平台""职工微信平台"以及微博公众账号等平台，将思想政治教育内容转化为"微声微语""视频短片""诗词歌赋"等职工容易接受的形式，利用网络与职工交流，[41]了解他们的思想动态，把握舆论导向，并进行合理、有效的引导。同时发现工作亮点，了解职工的工作和生活情况，帮助他们克服各种困难，实现关爱职工"润物细无声"的目标。鼓励各部门、各科室根据不同的业务特点，构建各自的业务和学习网络平台，以促进相互了解和学习。

医院简介

　　湖南省人民医院（湖南师范大学附属第一医院）是唯一一家湖南省政府直属的集医、教、研于一体的副厅级三级甲等综合性医院，是湖南师范大学临床医学院。医院设有湖南省老年医学研究所、湖南省急救医学研究所和湖南师范大学临床转化医学研究所。医院是国家博士后科研工作站和国家药物临床实验机构。

　　资料来源：湖南省人民医院官方网站。

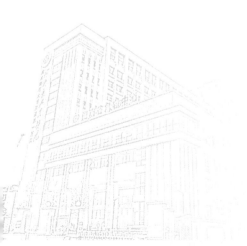

加强公立医院机关组织文化建设^[42]

机关文化是医院发展的软实力和硬道理，优秀的医院机关文化能统一思想、凝聚力量、提高服务质量和工作效率、提升医院的形象和声誉。只有不断加强和改进医院机关文化建设，转变职能，规范工作程序，不断提高办事效率，才能给医院的高质量发展提供优质高效的服务软环境。

一、提升政治引领力

公立医院是知识密集型的服务组织，文化在其中发挥着重要的作用，只有重视加强组织文化的建设，才能促进医院持久竞争优势的形成与提升。要提升公立医院组织文化建设的战略地位，推进公立医院改革，首先要求全体员工增强大局意识，树牢"一盘棋"思想，齐心协力为医院高质量发展作出贡献。

二、优化组织结构力

没有结构的组织是一盘散沙，要实现院内沟通标准化、探索沟通模式理论化、推动机关临床和谐化、促进医院发展可持续化，就要从开好处务会做起。要做到有事好商量，众人的事情众人商量，既有集中又有民主，实行重大问题"一把手"末位表态制度；也要做到领导尊重下属，下级服从上级，坚持率先垂范、以上率下，作出示范。

三、增强组织凝聚力

增强医院机关的组织凝聚力是医院机关文化建设的重要目标之一。应在医院机关部门建立共同愿景，形成共同的信仰和追求；加强团队建设，增强职工之间的联系和信任，形成良好的团队氛围；强化员工关怀，鼓励同事间相互关心、相互支持、相互尊重，共同营造和谐融洽、团结进取的工作氛围；促进交流互动，确保办公室工作分工明确协作紧密，上下政令畅通，左右步调一致，从而实现个体价值和社会价值的统一。

四、强化组织约束力

医院机关强化组织约束力是确保医院机关高效运转、提升医疗服务质量的重要保障。应明确各部门职责权限，避免出现职责重叠或缺失的情况；强化制度建设，牢记"没有规矩，不成方圆"的原则，建立健全各项规章制度；加强廉洁监管，践行"三严三实"要求，健全监督机制，严格落实八项规定，坚决反对"四风"问题，厉行务实节俭，坚决杜绝假公济私、以岗谋私的行为。同时，落实奖惩制度，奖惩分明，维护制度的严肃性与权威性。

五、激发组织创造力

医院机关文化激发组织创造力，为医院的创新发展和持续发展提供动力。首先要营造创新氛围，制定创新政策，鼓励员工敢于尝试、勇于创新，激发员工的创造力和想象力；其次要培养创新人才，搭建创新平台，鼓励员工提出新的创意和解决方案，为医院的创新发展提供支持；最后要评估创新成果，建立健全创新成果评估机制，对员工的创新成果进行评估和奖励，以激发员工的创新热情和积极性。

六、夯实组织保障力

组织的良性发展离不开坚实的保障。一是实行首问责任制、服务承诺制和限时办结制，旨在让服务对象少跑一趟。即使不是本人负责的，也应明确地给予指引、帮助联系，或移交其他岗位、部门处理。要做到说话让人舒服，办事让人放心。二是坚持做精做优，强化服务保障，树立机关工作人员可亲、可信、可靠、可敬的良好形象。

七、发挥机关管理干部的示范引领力

在医院机关文化建设中，管理干部扮演着重要角色，他们是医院发展目标的组织者和实施者。他们作风的好坏、办事效率的高低、服务质量的优劣，对外关系到一个单位的整体形象和社会地位，对内关系到单位的凝聚力、战斗力和向心力。因此，机关干部要以身作则、率先垂范，发挥引领和示范作用，积极推动医院机关文化建设，为医院的科学发展提供有力的保障。同时，作为管理者和决策者，机关干部需要具备高度的政治觉悟和全局意识、掌握科学的管理理念和管理方法、了解先进的医疗理念和医疗技术，同时还需要具备高度的责任感、使命感和担当精神，为医院的科学发展贡献自己的力量。

叙事医学助力医院新文化建设

一、医学人文

医疗不只是医和药。"现代医学之父"古希腊医师希波克拉底说过，医生有三件法宝，药物、手术刀和语言。前两者象征医学技术，后者是医学人文的隐喻。整体的医学是技术与人文的有机统一，二者不可偏废其一，犹如人需要两条腿才能稳健地行走在大地上。医疗技术专注于患者的疾病和症状，从疾病的标准化视角观察和诊断人体的生理体征。医学人文则是从人文主义的角度体验和关怀患者个体，更多的是从患者的主观感受中理解疾病的意义和价值。医学人文构建了医院文化的核心和精髓。医院文化建设的价值追求，就是从人道、人性、人文出发，把关心、关爱、关怀和尊重患者融入医疗全过程，实现医疗技术与人文关怀的有机统一。

二、叙事医学

叙事医学，作为医学人文落地的实践工具，为医院文化建设打开一扇契机之窗。"叙事医学"兴起于21世纪初。2001年，美国哥伦比亚大学临床医学教授Rita Charon创立了"叙事医学"学科，旨在指导医学生与患者进行有效沟通，关注患者的渴望与需求，促进医患共情，进而改善医患关系。2006年，"叙事医学"一词首次出现在国内期刊。2011年，北京大学医学人文研究院在韩启德院士倡议下召开叙事医学座谈会。在此次座谈会上，郭莉萍教授首次在国内公开介绍"叙事医学"，将"叙事医学"概念引入国内。同年，国内学者发表了三篇关于叙事医学的研究文章，标志着这一年成为我国"叙事医学研究的元年"。

狭义地讲，叙事医学是指一种以医护人员的共情、反思和信任为重点的医疗实践，它由具有叙事能力的医护人员按照叙事规律积极实施。在这种实践中，具有"叙事能力"的临床医生通过"吸收、解释和回应患者的故事和困境"，为患者提供尊重、同情并为他们采取行动。从广义上讲，叙事医学是指其他学科，甚至公众根据自己的方法，对医生和患者之间的遭遇过程、疾病经历等进行研究和描述的跨学科领域。

三、助力文化建设

要推进公立医院高质量发展，文化建设是"动力源""支撑力"。目前，叙事医学在国内医院文化建设中发挥着越来越重要的作用。

北京大学第三医院正致力于推动叙事医学在医院内部生根、落地、开花。为此，医院已在肿瘤、中医等科室成立叙事医学小组，旨在满足患者的倾诉需求，打造有温度的医学。

广东省人民医院将叙事医学引入白求恩大讲堂活动，通过讲好医患故事和医院故事，传承红色精神和白求恩精神，同时弘扬新时代医生的职业精神。医院积极开展行之有效的特色医院文化建设探索，以推动医院文化的深入发展。

南方医科大学杨晓霖教授团队致力于构建中国生命健康叙事体系，近年来，该团队指导国内多个城市设立叙事中心，包括叙事医学研究中心、生命健康叙事分享中心、公众健康叙事中心、长者健康叙事分享中心等，旨在推动叙事医学在医院临床实践中的应用，将"生命健康叙事分享中心"打造成为医生、护士、患者三方共建、共享、共赢的平台。通过叙事分享，实现以心倾心、以情融情，在倾听中给予价值认同，在分享中体验关爱和尊重，使同理心成为职业习惯，成为生命幽谷中的一束暖光。

借力白求恩学堂开展医学人文叙事

　　白求恩精神是中国乃至全世界卫生工作者的宝贵精神财富，白求恩精神诞生于战争年代，践行于救死扶伤的烽火前线，发扬于和平建设时期。为传承和弘扬白求恩精神，激发公立医院高质量发展红色动力，2015年4月广东省人民医院（下文简称"省医"）创设白求恩学堂。该学堂围绕医院文化、医患沟通、医德医风、党建理论与实践、医院管理理论与技能、健康教育与健康沟通等主题，致力于培养"有情怀、有技术、有温度"的专技人员。省医通过白求恩学堂这一平台，应用叙事医学理念，开展医学人文叙事，旨在打造全国医学人文教育示范基地。

　　2019年5月13日，白求恩学堂举办了一场由患者和医护人员共同参与的医患叙事交流会。

　　患者王先生在交流会上分享了他与医护团队相互陪伴成长的历程。在过去的15年中，他不仅得到了医疗照护，还在心理上走出了"边缘人"的状态，更成了"明星病友"。在血透室500多个病人中，他发挥着非常正能量的作用，引领病友积极接受治疗，勇敢面对生活。患者梁女士讲述了就医治疗过程中经历的辛酸和恐惧，正是医护团队的一次次不放弃、一次次坚持与坚守、一次次鼓励，才使她没有选择放弃，坚持了下来。现在，她也会给予身边的病友鼓励，让大家都看到希望，感受到温暖，把这份正能量传播出去。

佘女士不仅是省医的医生，她自己也是一位患者。她结合医生的专业视角和患者的亲身体验，分享了她的心路历程。她用亲身经历告诉大家，家人的关爱可以提高患者的心理健康水平，能帮助他们保持良好的状态，让病人满怀信心地与癌症抗争。因此，医患间的紧密结合显得尤为重要，医生不仅要和病人沟通，还要和家属沟通，邀请患者家属共同参与治疗过程。在三位患者讲述完他们的故事后，护理部崔副主任、肿瘤中心陈护士长、心身医学科谢主任分别上台，与患者进行了互动交流。

叙事医学是医学人文教育的重要抓手。叙事医学的主要内容可以概括为"三焦点、三要素"。"三焦点"指的是人与人之间的关联性；人与人之间的共情；人类的情感，特别是负面情感。"三要素"指的是关注、再现和归属，即关注人，倾听患者的故事；再现倾听后所接收到的信息，并赋予其合适的意义；通过前两个步骤，形成归属感，建立积极的关系。[43]

这场医患叙事交流会的目的，是以叙事医学为依托，通过倾听患者叙述、关注曾被忽视的情感因素、再现患者叙述的经历，旨在缩小医患双方在面对死亡、疾病情景、病因以及情感体验上的差异，以达到与患者共情、建立关联和归属关系的目的。同时，调动医务人员、患者共同对抗疾病和疼痛的积极性，促进医患相互理解，从而建立医患间的互信。通过医者叙事，为病人排解负面情绪，提高医疗质量，改善患者治疗依从性，从而提高治疗效果。

以"青年文明号"
为抓手打造科室特色文化

"青年文明号"是共青团中央组织实施的跨世纪青年文明工程的重要组成部分。它是在生产、经营、管理和服务等工作中创建，并经过活动组织管理部门认定的，体现高度职业文明、创造一流工作业绩的青年集体、青年岗位和青年工程。作为群众性精神文明建设的重要形式，它是职业道德建设的重要载体，也是创建文明行业的重要手段。

案例分享

广东省中医院下属的大学城医院秉承青年文明号"敬业、协作、创优、奉献"的精神内涵，以党建带团建，将青年文明号创建与科室特色文化深度融合，打造昂扬的精神文化、温馨的服务文化和暖心的科室文化，以文化凝心聚力，塑造科室品牌和形象，促进科室内涵建设，有效提升各专科医疗服务能力。下文将分享几个先进典型科室特色文化。

（一）综合一科提出医患同受益的"益"文化

科室为老年脑病专科，以精益为抓手，通过"益智、益老、精益、公益"四益服务，开创一体化诊疗模式，建立康复角，组建70多个互联网+多学科会诊群，将互联网+模式引进家门，为百余位老人提供延续照护，成立中医保健志愿服务队，累计服务上万人次。

（二）病理科提出"蜜蜂"文化

以蜜蜂的勤劳、坚守、真诚、奉献、协作和传承为榜样，病理科致力于促进科室"3S"的发展，所谓"3S"即规范和质量、真诚服务和团结协作。科室对标国际标准，成为全国唯一一家能够同时完成肿瘤和感染两项二代测序本地化自主检测的医疗机构。建立10余个绿色通道，缩短报告等待时间。同时，科室一对一组织临床病理沟通会，设立临床–病理联络员制度，旨在打造如"邻里"般和睦、沟通无阻的服务通道。

（三）妇科以"精"文化为引领

科室旨在打造中医特色妇瘤专科，守护女人花精彩绽放。为此，科室开展"暖宫行动""暖心陪伴""暖身服务"，引进"火龙灸"等中医特色技术30项。聚焦精准消瘤，大规模开展科普宣教和妇癌筛查。科室注重精养护心，从心灵纾解到养生陪护，提供养生茶、药膳汤、养生操等全方位服务，让每一位女性都能把健康带回家。

（四）重症医学科构建"海"文化

科室鼓励人人参与科室管理，充分发挥精益管理，把一个个生命垂危的患者从死神手中抢救回来，使他们重获新生。科室创新性地引入音乐疗法，用心照护患者日常生活起居；构建安静病房，有效降低噪声干扰；提供写字板和图示卡，设立家属留言板，让医患之间的沟通更顺畅。

（五）急诊科构建"火"文化

科室开通绿色通道，旨在减少患者等待、折返时间。

为了打开抑郁症女孩的心扉，科室医护人员用心与她交流。疫情三年，急诊人一直在"发热门诊、核酸门诊、负压转运专班、隔离酒店"多点作战，以院为家，无私奉献；同时，科室坚持面向社会普及急救知识与技能，通过开展健康讲座等形式，为提升公众的健康素养贡献力量。

（六）老年医学呼吸专科以"馨"文化传馨于患者

科室提倡以人文关怀为导向的预见性护理，通过安装防撞保护的门把手、设置温湿度调控的病房时钟等举措，让患者在细微处感受到温暖与关怀。科室将运动处方和中医外治有机结合，旨在加速患者的康复进程。科室建立医护一体化院外延伸服务体系，为患者提供出院后合理有效的呼吸康复训练；通过建立网络平台，科室能监控患者训练及家庭呼吸机使用情况，这一举措有效降低了患者半年内再入院率，降幅达31.8%。科室还深入社区，筛查高危人群，使轻度COPD患者入院率提升38.2%。此外，通过多媒体形式科普宣教，显著提高了慢性呼吸疾病的社会知晓率。

医院简介

广东省中医院是我国近代史上最早的中医医院之一，被誉为"南粤杏林第一家"，医院连续11年蝉联全国中医医院竞争力排行榜榜首。连续5年在"中国医院科技量"排行榜上位列全国中医院第一。2021年获批我国首个中医类国家重点实验室——省部共建中医湿证国家重点实验室。

资料来源：广东省中医院官方网站。

培育人人参与的患者安全文化

无论是工业还是非工业组织，安全理念都占据着举足轻重的地位。在医疗机构中，所有医疗服务提供者的首要关注点应聚焦于患者的利益和安全。患者安全理念应当深度渗透到医院工作的方方面面，成为"一个文化体系、一套价值理念"，也是一项系统工程。

首先，患者安全文化是一种"知情文化"，表现为医院的各级各类人员在患者诊疗过程中，能够及时告知、释疑、安抚患者及家属。其次，这种文化也是一种"公正文化"的体现，医院鼓励医务人员报告他们所关切的患者安全问题，提供必要的安全相关信息，在一种相互信任的氛围中，协同推动医疗工作的进步。最后，患者安全文化是一种"学习文化"，医院应当对员工进行培训，传授先进的专业知识和诊疗技术，同时构建患者安全文化的组织愿景。从各类安全事故及医疗失误中汲取经验教训，不断完善医疗体制，实现持续改进。[44]

案例分享

北京大学第三医院（下文简称"北医三院"）是一家成立于1988年的年轻医院，年均门诊就诊人数超350万人次。新冠疫情前，北医三院的门诊、急诊、手术、出院人次均呈现连年增长的趋势。面对巨大的临床工作量和快速运转的医疗流程，患者安全管理面临着前所未有的挑战。北医三院倡导并培育一种人人参与的患者安全文化，用付卫院长的话说，其核心理念就是"为患者着想的善良"。

以制度文化为根基，医院建立健全医疗工作核心制度和医院规章制度，构建医疗质量和患者安全体系，具体包括重点平台监控与管理体系、院内感染控制体系、病案管理体系、纠纷投诉管理体系、不良事件报告管理体系、药品与耗材管理体系、新技术准入管理和医师技术档案管理体系、安全与质量监控体系、医疗应急体系等，[45]以确保医疗工作有序开展。

以监控管理为保障，通过加强环节监控与绩效评估，构建医疗质量与患者安全体系，具体包括医师技术档案管理、手术室医疗安全管理、医院感染安全管理、合理用药管理、药品器械和新技术准入管理、临床路径和DRG试点的质量控制、优质护理服务、医疗不良事件管理、应急医疗管理、医疗工作正向激励机制的建立等，以确保医疗工作的质量与安全。

在手术室患者安全文化实践中，手术安全的核心决定要素不仅是医生的技术，还包括手术团队成员沟通效果、手术标准流程制定和实施，以及手术环境等多种因素的综合作用。医院重视提供安全环境，致力于营造安全文化，以保障手术医生临床技能的充分发挥。为此，医院采取多种措施减少噪声干扰，规范医务人员的行为，确保他们专注于手术任务本身，做到相互尊重、团结协作。一旦出现问题，能够立即进行有效沟通、快速反应。同时，医院强化手术安全核查意识，把"术前暂停确认"（time out）作为一种推广患者安全文化的强有力工具。对"开错刀"（手术部位错误、手术操作错误及手术患者错误，简称WSPEs）等严重的安全问题，采取"零容忍"的态度。医院设置了热线电话"6000"，鼓励医务人员及时反映问题。无论是心情不畅，还是发现手术室里有不文明行为，每个医务人员都可以随时拨打这个电话进行反映，医院医务处会负责进行妥善处理。此外，医院还建立了由10个部门参与的患者安全管理MDT，设置手术巡查小组以及手术协调员。医院定期召开巡查小组例会，通报不良情况，共同构建起"分享差错，从差错中学习"的患者安全文化氛围。

医院简介

　　北京大学第三医院是国家卫生健康委员会委管医院，是集医疗、教学、科研、预防保健、康复与健康管理于一体的综合性三甲医院。医院是全国首批公立医院高质量发展试点医院。在全国三级公立医院绩效考核中，连续四年获评A++，排名第六；在2021年中国医院科技量值（STEM）排名中，医院位列全国三级医院综合排名榜单的第九名；在"中国医院五年总科技量值（ASTEM）排名"中名列第六。

　　资料来源：北京大学第三医院官方网站。

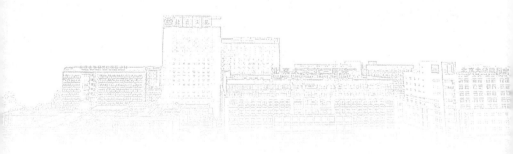

参考文献

［1］李正赤．四川大学华西医院　加快推进世界一流医院建设［J］．中国卫生，2022（10）：72-73．

［2］中央和国家机关工委印发《关于破解"两张皮"问题推动中央和国家机关党建和业务工作深度融合的意见》［A/OL］．（2020-10-16）［2024-03-01］．http://www.qizhiwang.org.cn/n1/2021/1109/c42369-32277772.html．

［3］吴佳男．质效双升谋高质量新棋局［J］．中国医院院长，2021，17（13）：32-37．

［4］高伟．传化集团有限公司　融合式党建赋能发展［N/OL］．中国组织人事报，（2021-04-01）［2024-03-01］．https://www.zuzhirenshi.com/detailpage/7fcab1df-40eb-40fc-842c-979942b3b806．

［5］刘喜梅．大医学大卫生大健康［N］．人民政协报，2022-03-08（22）．

［6］刘曜华．职业人健康：企业发展推动力［J］．中小企业管理与科技（中旬刊），2011，（11）：48-50．

［7］省卫生健康委关于印发《关于强化医疗机构　公共卫生责任的指导意见（试行）》的通知［A/OL］．（2022-02-14）［2024-03-01］．https://wjw.hubei.gov.cn/zfxxgk/zc/gkwj/ywh/202202/t20220225_4012724.shtml．

［8］World Health Organization. Integrated health services—what and why？［R］．Geneva, Switzerland：World Health Organization,

2008. https://terrance.who.int/mediacentre/data/sage/SAGE_Docs_
Ppt_Apr2014/10_session_child_health_services/Apr2014_session10_
integrated_health_services.pdf.

［9］潘锋. 主动筛查是降低肺癌死亡风险的有效措施：访四川大学
华西医院/华西临床医学院院长李为民教授［J］. 中国医药导
报，2021，18（35）：1-3.

［10］刘继红. 武汉同济医院一体化管理实现同质化医疗［J］. 中国
卫生，2022，（10）：74-75.

［11］仇雨临，王昭茜. 共建共治共享建设协同医保［J］. 中国医疗
保险，2022，（1）：1-3.

［12］刘文生. 广东省人民医院：打造管理MDT模式下的DIP样板
［J］. 中国医院院长，2021，17（6）：42-46.

［13］胡新岗，陈则东，孙晨明，等. "提质培优"背景下高职教学
全面质量管理体系构建研究与实践［J］. 职业技术，2022，21
（5）：30-36.

［14］国家卫生健康委办公厅关于进一步推进加速康复外科有关工
作的通知［A/OL］.（2023-04-10）［2024-03-01］. https://
www.gov.cn/zhengce/zhengceku/2023-04/26/content_5753237.htm.

［15］蒋向玲，张莉，廖旭嘉，等. 某院快速康复体系建立与实践
［J］. 中国卫生质量管理，2021，28（8）：31-34.

［16］陈家应，胡丹. 医防融合：内涵、障碍与对策［J］. 卫生经济
研究，2021，38（8）：3-5，10.

［17］孙梦. 健康促进医院建设找准"诊疗方案"［J］. 中国卫生，
2018，（9）：83-84.

［18］齐医变. 大数据驱动的公立医院公共卫生事业管理的机遇与挑
战［J］. 财会学习，2022，（6）：136-139.

［19］中华人民共和国国家卫生健康委员会. 开启护理工作高质量发展新征程［EB/OL］.（2021-05-11）［2024-03-01］. http://www.nhc.gov.cn/yzygj/s7653pd/202105/f4c3c141c40745aa98910289b5230499.shtml.

［20］张玉莲，郑芸辉，刘红梅，等. "六新"模式推动临床护理高质量发展：以陕西省人民医院为例［J］. 中国卫生质量管理，2022，29（11）：53-56.

［21］张晓熙，肇晖. 勇毅拼搏促转型，临床药学向未来：上海交通大学医学院附属仁济医院临床药学发展之路［J］. 上海医药，2022，43（21）：1-2.

［22］曾益新，祝墦珠，于晓松，等. 中国成人动脉粥样硬化性心血管疾病基层管理路径专家共识（建议稿）［J］. 中国全科医学，2017，20（3）：251-261.

［23］全国胸痛急救地图在"1120"心梗救治日隆重发布［N/OL］. 人民网-人民健康网，（2018-11-20）［2024-03-21］. http://health.people.com.cn/n1/2018/1120/c14739-30411693.html.

［24］宁晓红. 中国大陆应该大力发展安宁缓和医疗事业：北京协和医院的经验体会［J］. 中国医学伦理学，2019，32（3）：293-298，318.

［25］阚全程. 为公立医院发展提供"航标"［J］. 中国卫生，2020，（8）：23.

［26］尹熙. 医院经济运营内部控制信息化建设实践探究：以湖北省中医院为例［J］. 会计之友，2021，（19）：65-70.

［27］耿淑霞. 我市DRG付费改革试点工作进入实际付费阶段［N］. 金昌日报，2021-11-02（1）.

［28］李拯. 精彩中国需要精彩讲述［N］. 人民网-人民日报，

（2017-06-26）［2024-03-21］. http://theory.people.com.cn/
n1/2017/0616/c40531-29343401.html.

［29］陈建平，曹红梅，胡红岩，等. 基于"要素-结构-功能"视角
下公立医院高质量发展实践与思考［J］. 中国医院，2022，26
（10）：18-20.

［30］吕振，宋文杰，赵献坤，等. 基于信息化平台的医疗设备管理
研究与实践［J］. 中国医疗器械信息，2022，28（15）：145-
148，157.

［31］王依依，宁艳阳. 引导公立医院跨入运营管理精细化之门［J］.
中国卫生，2022（7）：14-18.

［32］宁艳阳. 让决策有数据让异动被发现［J］. 中国卫生，2022，
（7）：27-29.

［33］医学教育如何应变局开新局［N］. 健康报，2021-01-07（6）.

［34］肖海鹏. 中山大学附属第一医院高质量发展之路怎么走［J］.
中国卫生，2022，（10）：70-71.

［35］李轩，谢斌，王瑶. 三甲医院设科室专科经营助理的价值［J］.
现代经济信息，2015，（6）：151.

［36］杨翠. 医院精细化管理的先行者［J］. 中国卫生，2022，
（5）：16-17.

［37］张漠.《2021医师调查报告》辨析"从医悖论"［N］. 健康
报，2021-04-19（2）.

［38］金浪. 推进公立医院健康科普工作的实践与探索［J］. 人口与
健康，2023，（9）：55-57.

［39］季新强，刘晶，郝育鹏，等. 品管圈在提高病案首页填报准确
率中的应用及效果［J］. 医院管理论坛，2016，33（6）：27-31.

［40］肖薇，张灿灿. 愿景和梦想是医院发展的根［N］. 健康报，

2022-03-28（6）.

［41］李艳红. 构建"互联网+医院思想政治工作"新模式［J］. 思想政治工作研究，2022，（5）：61-62.

［42］郑卫平，陈丽云，娄兴汉，等. 某大型公立医院机关组织文化调查分析及其对策［J］. 现代医院，2020，20（6）：811-814，818.

［43］林伟刚. 叙事医学引入中医临床教育的探讨［J］. 中国中医药现代远程教育，2022，20（5）：200-203.

［44］本刊编辑部. 全科医生小词典——患者安全文化［J］. 中国全科医学，2017，20（35）：4377.

［45］付卫，高艳坤. 为患者着想的善良是安全文化的核心［N］. 健康报，2019-11-01（5）.